AF592494

CHOIX

DU CHEVAL

15

PARIS. — IMP. SIMON RAÇON ET COMP., RUE D'ERFURTH.

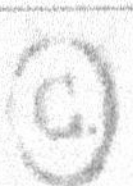

CHOIX
DU CHEVAL

OU

DESCRIPTION DE TOUS LES CARACTÈRES

A L'AIDE DESQUELS ON PEUT RECONNAITRE L'APTITUDE DES CHEVAUX AUX DIFFÉRENTS SERVICES

PAR

J. H. MAGNE

DIRECTEUR DE L'ÉCOLE IMPÉRIALE VÉTÉRINAIRE D'ALFORT
PROFESSEUR DE ZOOTECHNIE A LA MÊME ÉCOLE.

AVEC VIGNETTES INTERCALÉES DANS LE TEXTE

PARIS
GARNIER FRÈRES, LIBRAIRES-ÉDITEURS
6, RUE DES SAINTS-PÈRES, ET PALAIS-ROYAL, 215

1864

INTRODUCTION

Nous avons pu nous convaincre souvent de l'inefficacité des manuels pour populariser l'application des sciences à l'agriculture et à l'industrie. Les auteurs des livres élémentaires publiés sur les diverses branches des occupations rurales, attachent trop d'importance à faire des ouvrages complets. Pour tout ce qui tient à l'agriculture, aux animaux domestiques, la science est si vaste, que vouloir traiter, dans un petit volume, de tous les sujets qui la composent, c'est s'interdire la possibilité d'étudier convenablement les questions fondamentales les plus utiles à connaître, qui souvent sont aussi les plus difficiles.

Ajoutons que beaucoup de questions dans les sciences appliquées, sont insignifiantes ou connues de tous, et que la première condition, pour faire un traité élémentaire utile, c'est d'élaguer ce qui est sans intérêt et ce que tout le monde connaît, afin de pouvoir donner le développement nécessaire aux grandes questions, qui seules sont dignes de l'attention des praticiens.

Ainsi, pour le choix du cheval qui doit faire le sujet de ce livre, la description des joues, du palais, du toupet, de la nuque, etc., est sans grand intérêt ; l'étude approfondie de la vision, de la composition des dents, de la théorie des diverses allures, etc., serait loin de procurer à tous ceux qui ont besoin de connaître le cheval un avantage proportionné au travail qu'elle nécessiterait ; tandis que quelques régions du corps, le garrot, les lombes, la croupe, le jarret, la poitrine, exercent une telle influence sur la force des animaux et la vitesse des allures, qu'on ne saurait en faire une étude trop approfondie. La science qui a pour but le choix du cheval, au point de vue pratique, pourrait presque être réduite à l'étude de deux appareils : de l'appareil respiratoire et particulièrement des viscères pectoraux, dont l'activité, en rapport avec la capacité de la poitrine, peut être facilement appréciée par un examen raisonné de cette cavité ; et de l'appareil locomoteur dont l'action toute physique, analogue au mécanisme des leviers, produit des effets qu'on peut évaluer avec une exactitude presque mathématique.

Une condition est nécessaire pour rendre cette étude fructueuse. Dans le choix du cheval, comme dans tout ce qui tient à l'agriculture, la pratique est le point principal : elle seule suffit à quelques hommes ; tandis que la théorie ne peut être utile que guidée, éclairée par l'expérience. Car il ne faut pas seulement savoir quels sont les caractères qui dénotent un bon cheval, il faut encore pouvoir reconnaître l'existence de ces caractères. Ainsi, on comprendra, par la simple lecture de dix lignes, que le jarret doit être *large;* mais il est nécessaire d'apprendre ensuite, en voyant des chevaux, dans quels cas cette articulation mérite d'être ainsi qualifiée.

Nous recommandons donc à nos lecteurs de chercher à vérifier, sur les animaux, nos observations théoriques. C'est en comparant un cheval à un autre, en vérifiant par l'expérience, des jugements portés *a priori* sur le mérite des animaux, que l'on peut acquérir la justesse du coup d'œil nécessaire pour faire de bons choix.

On appelle *extérieur* l'exposition des règles d'après lesquelles il faut choisir les animaux domestiques, le cheval notamment. Cette science est ainsi nommée, parce que, pour effectuer le choix, on passe en revue les diverses régions de la surface extérieure des animaux.

Cette revue, toutefois, quoique bornée en apparence à la superficie du corps, doit avoir et a toujours pour but principal de reconnaître, moins l'état de la peau, du poil et des tissus sous-cutanés, que la disposition des organes locomoteurs, la capacité des cavités splanchniques et même le volume des viscères contenus dans ces cavités.

Après avoir décrit les diverses régions du corps, nous étudierons les proportions, les aplombs, les robes, les allures, les signes qui font reconnaître les qualités et les défauts de caractère, enfin la manière dont il faut procéder à l'examen du cheval exposé en vente. Nous terminerons par l'indication des divers moyens qu'emploient quelquefois les vendeurs pour tromper les acheteurs et par une instruction relative à la garantie des vices rédhibitoires.

Nous parlerons seulement des maladies que les acheteurs ont intérêt à pouvoir reconnaître, parce qu'elles laissent les animaux dans un état de santé apparente.

Les principes d'après lesquels il faut choisir les animaux de travail sont aussi ceux qui doivent guider dans le choix des reproducteurs. Nous pouvons donc nous borner à ce qui se rapporte aux premiers. Nous aurons soin, du reste, d'indiquer les particularités auxquelles il faut avoir égard pour le choix des étalons et des juments poulinières.

CHOIX
DU CHEVAL

Les hippiatres divisent le corps du cheval en trois parties :

1° L'*avant-main* (*train antérieur*), comprenant la tête, l'encolure, le garrot, les épaules, les membres antérieurs ;

2° Le *corps*, formé par le dos, les lombes, les côtes, le passage des sangles, l'abdomen, etc. ;

3° L'*arrière-main* (*train postérieur*), où se trouvent la croupe, les hanches, les fesses, la queue, les membres postérieurs.

Nous étudierons successivement la tête, l'encolure, le tronc et les membres, après avoir énuméré les différentes parties qui composent la surface extérieure du corps.

1. **Nuque.** Sommet de la tête en arrière des oreilles (V. *fig.* 1).

2. **Oreilles.**

3. **Toupet.** Crins faisant suite antérieurement à ceux de la crinière et tombant sur le front et le chanfrein.

4. **Yeux.**

5. **Front.** Partie supérieure et antérieure de la tête, entre les yeux.

6. **Salières.** Excavations existant, une de chaque côté du front.

7. **Tempes.** Saillies osseuses, apparentes une de chaque côté de la tête, un peu au-dessus des yeux.

8. **Chanfrein.** Partie médiane de la tête, comprise entre le front et le bout du nez.

9. **Joues.** Parties latérales de la tête.

10. **Naseaux.** Ouvertures des cavités nasales.

11. **Bout du nez.** Région située entre les deux naseaux ; on l'appelle *mufle* dans le bœuf.

12. **Lèvres.**

13. **Menton.** Éminence charnue située au-dessous de la lèvre inférieure.

14. **Barbe.** Partie osseuse en arrière du menton, et sur laquelle s'appuie la gourmette.

15. **Ganaches.** Rebords saillants des branches de l'os de la mâchoire inférieure.

16. **Auge.** Espace compris entre les deux ganaches.

17. **Parotides.** Régions étroites situées, une de chaque côté de la tête, s'étendant de l'oreille à la gorge et recouvrant la glande parotide.

18. **Gorge.** Partie comprise entre l'auge et la partie antérieure du bord inférieur de l'encolure.

19. **Gouttière de la jugulaire.** Excavation qui règne le long de chaque face de l'encolure.

20. **Crinière.** Crins qui garnissent le bord supérieur de l'encolure.

21. **Poitrail.** Région médiane antérieure, située entre le bord inférieur de l'encolure et l'inter-ars.

22. **Garrot**. Région médiane, saillante entre l'encolure et le dos.

23. **Dos**. Région médiane en arrière du garrot.

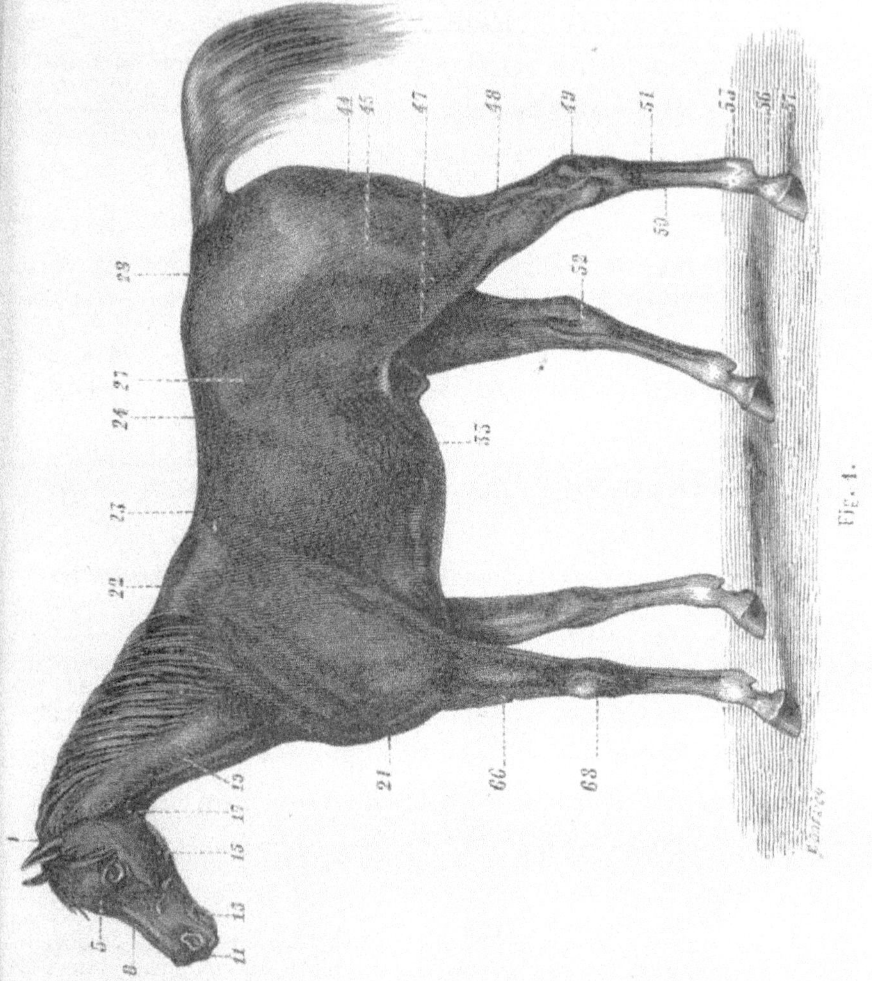

Fig. 1.

24. **Lombes**. Région médiane, entre le dos et la croupe.

25. **Côtes**. Parties latérales du tronc, qui correspondent aux os appelés côtes

26. **Flancs**. Parties creuses entre la hanche et les côtes, de chaque côté.

27. **Hanches.** Parties ordinairement saillantes situées une de chaque côté de la croupe.

28. **Croupe**. Partie supérieure et postérieure du tronc, limitée en avant par les hanches et les lombes.

29. **Queue.**

30. **Anus.**

31. **Périnée**. Région médiane entre l'anus et le scrotum dans le mâle, entre la vulve et les mamelles dans la femelle.

32. **Aine**. Ligne formant la limite entre le tronc et chaque membre postérieur.

33. **Ventre**.

34. **Hypochondre**. Région qui sépare les côtes du ventre et qui correspond aux cartilages des côtes.

35. **Passage des sangles**. Région sur laquelle s'appuient les sangles.

36. **Ars.** Ligne qui forme la limite entre le tronc et le membre antérieur.

37. **Inter-ars**. Partie comprise entre les deux ars.

38. **Scrotum**. Bourse qui renferme les testicules.

39. **Testicules**.

40. **Pénis**.

41. **Fourreau.** Repli de la peau qui s'efface pendant l'érection du pénis.

42. **Vulve**:

43. **Mamelles.**

44. **Fesses.** Régions situées une de chaque côté du périnée, à la partie postérieure de la cuisse.

45. **Cuisses.** Parties des membres postérieurs situées entre la croupe et les jambes.

46. **Saphène.** Veine superficielle qui règne sur la face interne de la cuisse.

47. **Grasset.** Partie saillante qui sépare la cuisse de la jambe et qui correspond au genou de l'homme, à la rotule.

48. **Jambe.** Région qui a pour base le tibia et qui est comprise entre la cuisse et le jarret.

49. **Jarret.** Articulation formée par les os tarsiens et qui sépare la jambe du canon.

50. **Canon.** Partie antérieure de la région comprise entre le jarret et le boulet.

51. **Tendon.** Partie postérieure de la même région.

52. **Châtaigne.** Production cornée à la face interne du canon.

53. **Boulet.** Région qui correspond aux grands sésamoïdes et à l'articulation du canon avec l'os du paturon.

54. **Fanon.** Bouquet de crins en arrière du boulet.

55. **Ergot.** Production cornée en arrière du boulet.

56. **Paturon.** Région comprise entre le boulet et la couronne.

57. **Couronne.** Partie à laquelle adhère le sabot.

58. **Muraille.** Partie de la corne visible quand le pied est appuyé sur le sol.

59. **Fourchette.** Corne molle, fourchue, qui est à la face inférieure du pied.

60. **Sole.** Corne écailleuse comprise entre la fourchette et le bord inférieur de la muraille.

61. **Épaule**. Région qui a pour base le scapulum et qui s'étend du garrot au bras.

62. **Appui du collier**. Bord antérieur de l'épaule.

63. **Bras**. Partie peu distincte entre l'avant-bras et l'épaule. Il a pour base l'os appelé *humérus*.

64. **Pointe du bras**. Éminence qui correspond à l'articulation de l'épaule avec le bras.

65. **Coude**. Partie saillante qui correspond à l'olécrâne.

66. **Avant-bras**. Région qui s'étend du bras au genou, et qui a pour base l'os appelé *cubitus* ou *radius*.

67. **Châtaigne**. Production cornée située sur la face interne de l'avant-bras.

68. **Genou**. Articulation qui sépare l'avant-bras du canon.

Les régions inférieures au genou comme dans les membres postérieurs.

CHAPITRE PREMIER

DE LA TÊTE

La tête est intéressante à étudier :

A cause de l'influence qu'elle exerce par son poids sur la vitesse et la solidité des allures ;

A cause des indices qu'elle fournit, par son volume et sa conformation, sur les voies respiratoires, sur le développement du système nerveux et sur l'aptitude des animaux aux divers services.

Elle doit être étudiée aussi en raison des données que, par ses mouvements, par l'expression des yeux et par la direction des oreilles, elle fournit sur le caractère, les qualités et les défauts des animaux.

Conformation. — La tête sera courte, mince à l'extrémité inférieure et large au sommet. Les Arabes, fort habiles dans l'hippologie pratique, veulent, nous apprend M. le général Daumas, que le cheval *ait du taureau le courage et la largeur de la tête;* ils disent *qu'il a des cornes*, en parlant d'un cheval qui a la tête large en arrière. Ils recherchent cette conformation.

Et, en effet, elle est avantageuse. La largeur du front et l'ampleur du crâne indiquent que le centre nerveux, le cerveau en particulier, est volumineux, que les chevaux sont intelligents et seront d'un bon service, s'ils sont bien conduits.

En outre, la tête, lorsqu'elle est large au sommet et fine à l'extrémité inférieure, charge peu l'encolure, est aisément soutenue par le cheval, et pèse moins à la main du cavalier.

Les muscles qui partant du garrot G (*fig.* 2) et des der-

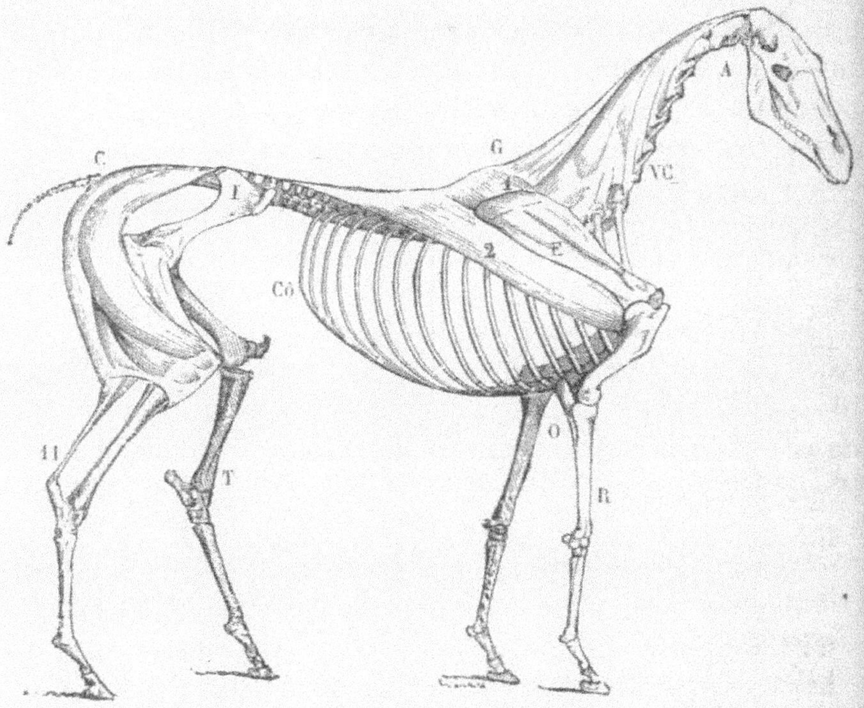

Fig. 2.

nières vertèbres cervicales VC, vont s'insérer à la nuque, à l'atloïde A et à l'apophyse mastoïde du temporal, sont d'autant plus favorisés que le centre de gravité de la tête est plus rapproché de leur point d'insertion : le bras de levier de la résistance est alors plus court.

Les parties lourdes de la tête, les joues, l'os maxillaire, les lèvres, doivent être peu développées ; mais il est à désirer que le chanfrein, formé d'os minces et caverneux, soit large; l'ampleur de cette région, sans accroître sensiblement le poids de la tête, favorise le passage de l'air qui pénètre dans la poitrine, et indique un grand développement de l'appareil respiratoire.

Une tête courte, pointue inférieurement, à chanfrein droit, à front large, à ganaches écartées, forme un des caractères des chevaux distingués, des races nobles ; tandis qu'une tête longue, avec un chanfrein étroit, busqué comme celui du mouton, est disgracieuse. Des difficultés dans les phénomènes respiratoires se rencontrent souvent avec cette conformation : le cornage est plus fréquent sur les chevaux qui la présentent que sur ceux dont le chanfrein est épais.

Dans la tête large au sommet, les branches de l'os maxillaire inférieur sont écartées l'une de l'autre ; avec cette disposition, l'auge est ample, reçoit aisément la gorge, et la respiration n'est pas gênée par les divers mouvements de la tête.

Poids. — Par son poids, la tête influe sur la vitesse des allures, sur l'élégance du cheval de selle, et sur la force du cheval de trait.

Dans les *chevaux de selle*, et en général dans tous les animaux à allures rapides, la tête doit être légère, afin de charger le moins possible les organes de la locomotion et les membres antérieurs en particulier.

Une tête lourde rend les mouvements près de terre, prédispose les animaux à l'usure des membres et pèse à la main du cavalier.

Le poids de la tête n'est utile que pour déplacer le centre

de gravité et prévenir la chute des animaux dans certains mouvements. A cet égard son influence est relative à son poids et à la longueur de l'encolure qui lui sert de bras de levier ; aussi remarquons-nous que, dans toutes les espèces animales, elle est légère, quand l'encolure est longue comme dans la giraffe, et lourde quand l'encolure est courte comme dans le porc. Ce rôle, que remplit plus ou moins la tête dans les quadrupèdes et les oiseaux, est du reste secondaire dans les animaux de service.

Dans les *chevaux de trait*, la tête facilite le tirage, en attirant le tronc en avant et en contribuant par son poids, à entraîner la résistance fixée au collier : elle peut donc sans inconvénients être plus lourde que dans les chevaux de selle. Les races propres au trait ont généralement tout l'avant-main lourd.

Mais la tête n'ajoute rien à la force réelle des animaux, à leur puissance musculaire, car elle n'agit en s'abaissant pour entraîner la résistance, qu'en raison de la puissance musculaire qui avait été nécessaire pour la relever.

Position. — Depuis que nous avons analysé, avec plus d'exactitude qu'anciennement, l'exercice des diverses fonctions dans le cheval, nous considérons comme un défaut la position presque verticale de la tête, donnée par Bourgelat comme le type de la perfection : avec cette position de la tête, la respiration ne saurait être aussi libre que lorsque la tête et l'encolure forment un angle ouvert. Nous ne craignons pas de nos jours, quand elle n'est pas excessive, la disposition que l'on désigne en disant que le cheval *porte le nez au vent*. C'est, du reste, la disposition de la tête, qu'on remarque dans le cerf, comme dans le cheval arabe et le cheval de course.

Mouvements de la tête. — La tête exerce une grande influence sur la position du centre de gravité du corps du cheval, à cause de la longueur de l'encolure qui est son bras de levier, et c'est ce qui explique pourquoi les quadrupèdes la déplacent si fortement quand ils sont affectés de boiterie : pour soulager le membre qui souffre, ils cherchent à rejeter le poids du corps sur le membre sain. Dans ce but, ils impriment à la tête, chaque fois que le pied malade fait son appui, un soulèvement qui tend à la rejeter sur le pied qui ne souffre pas, et avec d'autant plus de force que la douleur est plus vive.

Cette secousse est souvent peu sensible, et immédiatement après qu'elle a eu lieu, elle est suivie par un mouvement en sens contraire occasionné par la flexion extraordinaire qu'éprouve le membre souffrant au moment de l'appui. La tête est ainsi balancée sans cesse, de gauche à droite et de droite à gauche. Les hippiatres disent alors que les chevaux boitent *de l'oreille*.

Tenue *immobile* dans les animaux qui sont en repos à l'écurie, la tête indique un cheval mou et indolent ; *agitée* de droite à gauche, sans motif sérieux, un animal vif, mais impatient, d'un service peu agréable.

Plusieurs parties de la tête offrent un grand intérêt; nous allons les étudier séparément.

§ 1. Des oreilles.

Formées d'un cartilage recouvert par la peau, les parties qu'on appelle oreilles en extérieur, ne servent qu'à concentrer les rayons sonores et à les diriger vers les organes intérieurs, constituant l'*oreille interne*, qui doivent percevoir le son. Elles offrent par elles-mêmes peu d'intérêt, mais elles fournissent quelques données sur la race, le tempérament, les qualités et les défauts des chevaux.

Dans les races nobles, quoique longues quelquefois, elles sont fines, minces, mobiles et bien maintenues. Dans les races communes, elles sont plus souvent épaisses et moins fermes. On appelle *oreillards*, les chevaux qui ont des oreilles longues et penchées.

Des oreilles petites ou moyennes et bien plantées, contribuent à rendre la tête belle ; mais c'est surtout au point de vue de leurs mouvements qu'il faut les étudier : mobiles, se dirigeant subitement, tantôt d'un côté, tantôt de l'autre, elles indiquent que les chevaux sont peureux ou ont mauvaise vue ; tandis que dirigées sans précipitation du côté d'où vient du bruit, ou vers les objets qui entourent les animaux, elles sont un signe d'intelligence.

Quand ces mouvements se remarquent sur un cheval rentré à l'écurie après un travail pénible, ils indiquent la vigueur et l'aptitude des animaux à supporter de rudes fatigues.

Le cheval qui dirige ses oreilles en avant, en cherchant à flairer la personne qui l'approche, est doux, confiant, et disposé à recevoir des caresses ; tandis que celui qui, dans la même circonstance, les incline en arrière, est méchant ou méfiant et disposé à attaquer ou à se défendre.

§ 2. De l'œil et de la vision.

Il est nécessaire, au point de vue de l'extérieur, d'avoir une connaissance assez approfondie de l'œil, pour savoir observer les changements apparents qu'il éprouve dans les maladies, et même dans l'état physiologique. Il faut pouvoir :

Apprécier les degrés de sensibilité des parties qui le constituent, et en particulier de la rétine ;

Distinguer les altérations de l'organe et la manière dont se fait la vision ;

Constater les états qui indiquent les dérangements survenus dans la santé générale du corps ;

Il faut enfin pouvoir déduire de la manière dont s'effectue le regard, des données sur le caractère, les qualités et les défauts des animaux.

I. C'est surtout au point de vue des maladies locales que l'étude de l'œil nous intéresse, et pour les reconnaître il faut avoir une idée des parties principales qui constituent cet organe. Ces parties sont, quand on regarde l'œil de face et en allant de l'extérieur à l'intérieur : 1° Les paupières, distinguées en supérieure et en inférieure ;

2° Le corps clignotant et la caroncule lacrymale, situés à l'angle interne de l'organe ;

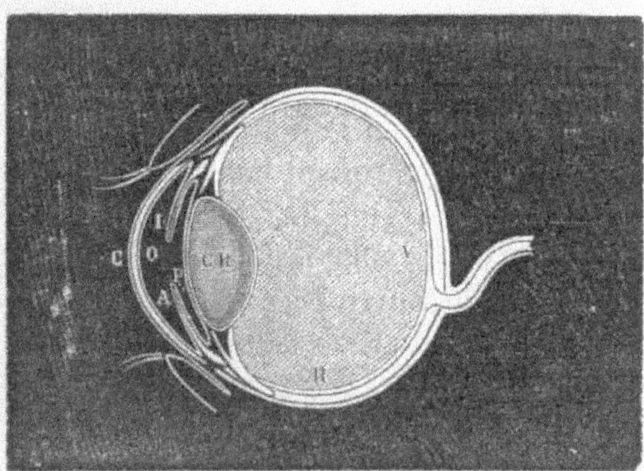

Fig. 3.

3° La cornée lucide C (*fig.* 3) et la sclérotique ou cornée opaque qui forme l'enveloppe de l'œil. Ces diverses parties sont recouvertes par une membrane muqueuse très-mince appelée *conjonctive ;*

4° La chambre antérieure A ;

5° L'iris I, au centre duquel est l'ouverture appelée pupille O ;

6° La chambre postérieure P, qui communique avec l'antérieure par la pupille et renferme un liquide, appelé humeur aqueuse ;

7° Le cristallin CR ;

8° L'humeur vitrée V, qui remplit la plus grande partie de l'œil ;

9° La rétine R ou épanouissement du nerf optique qui tapisse une membrane dure, noire, appelée *choroïde.*

Pour bien apprécier l'état de ces diverses parties, il faut être bien placé, convenablement éclairé. C'est une condition indispensable.

On examine d'abord l'œil là où se trouve l'animal, soit à la crèche. On remarque bien l'état de la pupille et on fait conduire l'animal dans un endroit plus éclairé. A mesure que la lumière devient plus vive, la pupille doit se resserrer.

Si le cheval se trouve au grand jour, on l'examine également en place, en remarquant l'état de la pupille, et on le conduit ensuite dans un lieu peu éclairé. La pupille doit se dilater à mesure que le jour diminue. Il pourrait suffire, dans ce cas, de couvrir les yeux avec un objet opaque, avec la main, pour les mettre quelque temps dans l'obscurité, et voir si la pupille se resserre ; la chose à constater, c'est la mobilité de cette ouverture, mobilité qui est l'indice de la sensibilité du nerf optique.

On ne placera jamais le cheval que l'on examine devant un mur blanchi, ou un corps quelconque très-éclairé et susceptible de réfléchir une lumière intense sur l'œil. Il faut pouvoir distinguer les diverses parties de l'organe.

L'endroit le plus convenable pour l'étude de l'œil, c'est le dessous d'une porte, l'animal regardant le dehors.

On ne laissera au cheval aucun harnais qui puisse gêner : il importe de regarder l'œil de face, de côté, et même un peu par derrière.

Avec ces précautions l'examen sera facile. Un œil beau, bien conformé, est grand, presque à fleur de tête, avec des paupières minces et bien fendues ; on n'aperçoit dans l'intérieur que l'iris et la pupille, à travers laquelle se voit un fond noir, uni ; c'est la choroïde, sur laquelle est épanouie la rétine, qui ne se distingue pas.

L'humeur aqueuse de la chambre antérieure et de la chambre postérieure, l'humeur vitrée, sont parfaitement translucides ; le cristallin CR reflète quelquefois une teinte un peu grise, mais peu foncée et parfaitement uniforme.

Si tel est l'état de l'œil, si la pupille se resserre à mesure que la lumière augmente, si les paupières sont saines et bien ouvertes, que la conjonctive soit légèrement rosée, l'organe est sain et rien n'annonce qu'il doive devenir malade.

La couleur des yeux dépend en grande partie de celle de l'iris. Elle est en général brune et varie peu ; quelquefois cependant elle est grise, presque blanche : on appelle *verrons*, les yeux qui présentent ce caractère.

Sur les chevaux mis en vente, les maladies des yeux les plus communes sont :

Les taches de la cornée, ou *taies*, *nuages* ;

L'*opacité du cristallin* ou *cataracte* ;

L'*ophthalmie simple* ;

L'*ophthalmie périodique* ou *lunatique*, et l'*amaurose*.

Les taches de la cornée sont appelées *taies*, et *nuages* quand elles sont peu marquées, incomplétement opaques. Elles peuvent être la suite d'un coup ou d'une maladie venue spontanément. Lorsqu'elles sont très-limitées, éloignées du centre de l'œil, elles sont moins graves que si elles sont étendues et placées sur le milieu de l'organe. Cependant elles ont l'inconvénient de rendre toujours la vue trouble et souvent les chevaux ombrageux.

Le *cristallin* devenu *opaque*, paraît blanc, blanchâtre; si l'opacité est complète, la maladie est facile à reconnaître : l'œil ne fonctionne plus, il est affecté de la *cataracte*, et on ne peut pas chercher alors à cacher le mal. C'est lorsque l'opacité commence qu'il peut être difficile de la reconnaître. Cependant il suffira d'y faire attention : le cristallin devient plus gris, et il offre des points plus opaques; lorsqu'il est sain, il peut bien être visible, mais il présente une teinte uniforme sur toute son étendue.

Si le jour est bon, en se plaçant en face ou à côté de la tête, on distingue facilement les points opaques, et même leur position, leur profondeur : quelquefois ils n'occupent que la membrane antérieure. Les points opaques sont appelés *dragons* : c'est le commencement de la cataracte.

On appelle *ophthalmies* les inflammations de l'œil. Elles se manifestent par la rougeur et la sensibilité plus grande de l'organe et par le trouble de l'humeur aqueuse.

On reconnaît une *ophthalmie simple* et une *ophthalmie périodique*. La première est le plus souvent la conséquence d'un accident ou d'un coup d'air. Elle est ordinairement sans gravité.

La seconde, encore dite *fluxion périodique* ou *lunatique*, se manifeste par des accès qui reviennent périodiquement et dans l'intervalle desquels il n'est pas toujours possible de la reconnaître.

Au début des accès, l'humeur aqueuse est d'abord fortement troublée et la vue nulle. Après quelques jours, il se forme, au fond de la chambre antérieure A (*fig.* 3), un dépôt qui paraît demi-circulaire et plus épais en bas. Ce dépôt dure peu de temps : la matière qui le constitue se soulève, et l'humeur aqueuse se trouble de nouveau. Cet état dure deux ou trois jours, et l'œil redevient clair.

Après ces phénomènes, l'œil reste sain en apparence pendant trois semaines, un, deux ou trois mois, rarement plus. Toutes les fois que la maladie reparaît, elle présente les mêmes symptômes ; mais la guérison n'en est pas toujours aussi apparente : après quelques accès, le cristallin se trouble, présente des points blancs, et finit par devenir opaque. Assez souvent même le globe de l'œil se désorganise et disparaît complétement.

Nous avons dit qu'il n'est pas toujours possible de reconnaître la maladie dans l'intervalle des accès : l'opacité du cristallin, qui peut la faire soupçonner, est quelquefois aussi la conséquence d'une cause autre que cette maladie.

On peut craindre l'existence de la fluxion périodique quand la tête est grosse et que les yeux sont petits et inégaux ; quand les pupilles sont resserrées et que l'axe de l'œil est dirigé en bas ; — surtout si l'animal est jeune et que la dentition ne soit pas terminée.

Dans la fluxion périodique, les pupilles sont resserrées et les paupières tuméfiées. La supérieure est moins régulièrement en arc de cercle que dans les autres ophthalmies. Le dépôt qui se forme dans la chambre antérieure est aussi un signe d'une grande valeur, lors même qu'il n'existerait encore aucun point opaque dans le cristallin ; mais le retour de l'inflammation permet seul de constater positivement l'existence du plus important des signes, de la *périodicité*. Aussi la loi accorde-t-elle trente jours pour la durée de la garantie, à l'occasion de cette maladie.

La fluxion périodique ne se montre que dans certains pays ; les causes en sont inconnues, mais elle est héréditaire : on ne doit employer à la reproduction que des animaux dont l'œil est sain et bien conformé.

La paralysie de la rétine et la perte complète de la vue, appelée *amaurose*, *goutte sereine*, est une maladie rare, quelquefois très-difficile à reconnaître, parce qu'elle peut exister sans aucune lésion organique apparente de l'œil : le cheval n'y voit pas, et cependant l'organe de la vision paraît complétement sain.

Si les deux yeux sont malades, il suffit d'abandonner le cheval à lui-même. On reconnaît bientôt qu'il ne peut se conduire, et, si on le fait marcher, il relève considérablement les pieds. Le cheval aveugle cherche à suppléer à l'action de l'œil par l'oreille, il tend cet organe et le dirige en avant ou du côté d'où lui arrive du bruit.

Mais quand la paralysie n'a attaqué qu'un œil, ces moyens sont insuffisants. On reconnaît alors l'existence de la maladie en approchant doucement un corps de l'œil paralysé ou en donnant un coup avec la main sur la joue ; le cheval ne se retire que lorsqu'il a été touché.

Presque toujours la pupille de l'œil malade est très-dilatée et elle reste dans cet état, lors même que le cheval passe d'un lieu obscur dans un lieu fortement éclairé, tandis que la pupille de l'œil sain, qui était fortement dilatée dans l'obscurité, se resserre.

Les *plaies*, les *contusions de l'œil*, des paupières même, offrent toujours beaucoup de gravité et doivent engager à examiner très-attentivement les animaux.

II. Un œil moite, de couleur blanche au pourtour de la cornée lucide et rosée sur la caroncule lacrymale et à la face interne des paupières, est un signe de santé ; tandis que s'il est sec ou trop humide, si les larmes coulent sur le chanfrein, si la conjonctive est rouge, jaunâtre ou pâle, si elle est épaisse, que les paupières soient peu ouvertes, tuméfiées, il indique un état maladif.

III. Un œil grand, vif, brillant, bien ouvert, assez mobile, avec un regard expressif, est un signe d'énergie.

Des paupières amples, bien fendues et largement ouvertes, sans présenter cependant rien de roide dans leurs bords et leurs plis, indiquent que l'animal est doux ; tandis qu'un angle un peu prononcé au bord de la paupière supérieure, et en général des paupières fortement dilatées, donnent au cheval un air hagard qui est le signe d'une irritation maladive ou d'une irritabilité nuisible.

Un œil bien conformé contribue à l'expression, à la beauté de la tête. L'œil tranquille, aux mouvements lents, indique un cheval doux, peut-être un peu mou ; bien ouvert, au regard soutenu, un cheval franc ; enfoncé dans l'orbite, avec des paupières peu ouvertes, un cheval vicieux. Des paupières presque fermées, clignotantes, des oreilles mobiles, sont les indices d'un cheval ombrageux. Avec un œil petit, *œil de cochon*, la tête n'est jamais belle.

§ 3. Des naseaux.

On reconnaît aux naseaux deux ailes ou parties latérales et deux commissures. Dans l'achat des chevaux, on les examine pour acquérir des données :

Sur la constitution, la force et l'énergie des animaux ;

Sur la capacité des cavités que traverse l'air pour arriver dans les poumons et sur celle de la poitrine ;

Sur la régularité ou l'irrégularité des phénomènes respiratoires ;

Enfin sur l'existence de maladies très-graves, quoique ne mettant pas les animaux hors d'état d'être exposés en vente.

1° Si les tissus qui constituent les ailes du nez manquent de fermeté, on dit que les naseaux sont *mous*, *flasques*. C'est le caractère des animaux lymphatiques, sans énergie.

Des naseaux fermes, tendus, offrant même de la résistance au corps qui les comprime, indiquent la roideur de tous les organes et s'observent sur les chevaux nerveux et irritables, nourris avec des aliments échauffants.

2° Toutes les parties d'un même animal, et surtout celles d'un même appareil, se correspondent et sont conformées les unes pour les autres.

Ce principe, qui est d'un grand secours pour arriver à la détermination des espèces animales dont on trouve des débris dans le sein de la terre, est aussi fort utile pour aider à reconnaître la constitution, la force des animaux vivants : par l'examen des parties extérieures, on arrive à apprécier celles qui sont cachées dans le corps. Ainsi, les naseaux nous font juger du larynx, de la trachée-artère et même du poumon.

Avec des naseaux dilatés, se trouvent un chanfrein épais et des voies aériennes spacieuses. L'air entre dans la poitrine par fortes bouffées et il en sort de même. Les Arabes recherchent des naseaux larges comme *la gueule du lion*, et ils appellent *buveurs d'air* les chevaux qui en présentent de tels. (*Chevaux du Sahara.*)

Cette conformation des naseaux concorde toujours avec une côte ronde, un poitrail large et un garrot épais; elle forme un des caractères des chevaux bien constitués.

Des naseaux resserrés se rencontrent le plus souvent avec un chanfrein étroit, une gorge mince, un poitrail enfoncé et une côte plate. La poitrine est exiguë.

3° En parlant de la respiration (chap. IX), nous verrons que l'irrégularité des mouvements des ailes du nez se remarque dans la plupart des maladies, et que c'est un des signes de la pousse (p. 119).

4° Pendant l'état de santé, les naseaux sont propres, les cavités nasales ne fournissent qu'un liquide très-peu abondant, visqueux, limpide, qui s'évapore ou se perd à mesure qu'il arrive vers ces orifices.

Mais dans presque toutes les affections des cavités nasales et souvent dans celles de la poitrine, ils fournissent une matière purulente, fluide ou grumeleuse, souvent hétérogène.

Si cette matière est fournie par le nez, l'écoulement en est continu; il est irrégulier, comme intermittent, quand elle provient de la poitrine ou des sinus. Le plus souvent alors, elle sort en plus grande quantité quand les animaux toussent, quand ils exécutent des mouvements.

L'écoulement par le nez est un des signes de la *morve*. Quand cette maladie existe, la matière est épaisse, adhérente, et ne coule le plus souvent que d'un côté; presque toujours alors les ganglions de l'auge sont engorgés du côté où se fait l'écoulement. Ils sont durs, circonscrits, et adhèrent plus ou moins à l'os maxillaire. Si à ces signes se joint la présence d'*ulcères*, de *chancres* sur la membrane pituitaire, l'animal est affecté de *morve confirmée*.

Lorsque l'écoulement a lieu par les deux naseaux, que

l'engorgement occupe tout l'espace compris entre les deux ganaches, et que cet espace est empâté, douloureux, chaud, que les animaux toussent, le mal est moins grave. C'est la *gourme* ou un *catarrhe*, maladies qui guérissent le plus souvent avec assez de facilité.

§ 4. Des lèvres.

La bouche doit être modérément fendue, pourvue de lèvres d'une épaisseur moyenne, afin que le mors soit maintenu sur les barres, qu'il ne s'appuie ni contre les dents molaires, ni contre la commissure des lèvres.

Des lèvres flasques, molles, pendantes, sont un signe de faiblesse. Les lèvres deviennent pointues, paraissent plus longues à mesure que les dents se raccourcissent, que les animaux vieillissent.

§ 5. Des dents et de la connaissance de l'âge.

I. — DESCRIPTION DES DENTS.

Il y a dans le cheval trois sortes de dents :

Les *molaires*, placées vers le fond de la bouche et chargées de broyer les aliments ;

Les *crochets* ou *dents angulaires*, sans usage déterminé dans les herbivores, situés en avant et à quelque distance des premières molaires : ils sont appelés *crochets* dans les carnassiers, *défenses* dans le porc (dans les juments les crochets manquent ou sont très-petits).

Les *incisives*, disposées en arc de cercle à l'entrée de la bouche, sont destinées à couper, à inciser les aliments.

D'après l'époque de leur apparition ou leur durée, les dents sont distinguées :

En *dents de lait*, celles qui poussent dans les premiers mois de la vie;

Dents *caduques*, celles qui tombent pour faire place à d'autres;

Remplaçantes, *dents d'adulte*, celles qui succèdent aux caduques;

Persistantes, celles qui, comme les crochets, les dernières molaires, persistent pendant toute la vie.

Les dents sont au nombre de quarante dans le cheval (et de trente-six dans la jument, qui n'a pas de crochets), douze incisives, quatre crochets, vingt-quatre molaires. Celles de la mâchoire supérieure sont un peu plus fortes que celles de la mâchoire inférieure.

Chaque dent est formée d'une partie enchâssée dans l'os maxillaire dite *racine*, et d'une partie libre appelée *couronne*. L'extrémité libre, la partie frottante, reçoit le nom de *table dentaire* quand elle présente une surface d'une certaine étendue, comme cela se remarque dans les incisives et dans les molaires du cheval.

Il est très-important que les dents soient disposées en rangées régulières; celles qui sont déviées blessent, ou les joues, ou la langue, selon qu'elles sont dirigées en dehors ou en dedans de la rangée; elles rendent la mastication difficile et nuisent à la digestion. Les dents *surnuméraires* produisent presque toujours ces mauvais effets.

L'usure inégale des dents molaires peut avoir les mêmes inconvénients. Les pointes qui font saillie blessent les parties molles pendant les mouvements de la mâchoire. Ce défaut, qui se remarque assez souvent sur les vieux chevaux, peut être reconnu par l'inspection de la bouche, mais il faut faire, de cette partie, un examen plus complet que celui qu'on fait d'ordinaire pour reconnaître l'âge.

Quand elles sont développées, les dents sont formées de deux parties principales : l'une extérieure, assez dure pour faire feu au briquet, est appelée *émail*, *d*, *b* (*fig*. 4) ; l'autre, ayant à peu près la consistance des os, est dite *ivoire*, *partie éburnée*, *c*, à cause de sa ressemblance avec l'ivoire.

On donne le nom de *cément* à une troisième substance disposée en couches minces sur l'émail, principalement dans les endroits où la surface des dents présente des excavations.

L'intérieur des dents renferme une substance vasculo-nerveuse que l'on appelle *pulpe dentaire*, *e* (*fig*. 4). Cette substance communique avec les autres organes par l'intermédiaire de vaisseaux et de nerfs qui pénètrent dans la dent par une ouverture dont est pourvue l'extrémité inférieure de la racine.

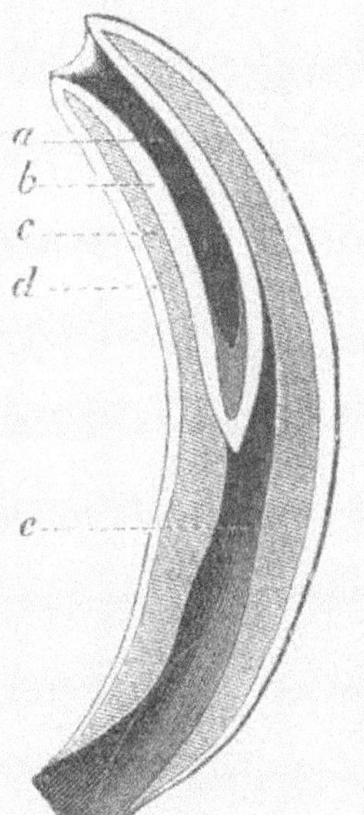

Fig. 4. — Dent vierge coupée longitudinalement

II. — DE LA CONNAISSANCE DE L'AGE.

Les crochets peuvent fournir quelques données utiles, mais on examine surtout les dents incisives pour reconnaître l'âge des chevaux.

Au nombre de douze, six à chaque mâchoire, elles sont distinguées en pinces P (*fig*. 9), mitoyennes M et coins C.

Chaque dent, après son complet développement et avant l'usure, présente dans sa partie libre une face externe en contact avec les lèvres et une face interne en rapport avec la langue ; examinée dans son ensemble, elle représente une pyramide irrégulière, à quatre ou à trois faces : aplatie d'avant en arrière près de la surface de frottement 1 (*fig*. 5); triangulaire dans son milieu, elle est aplatie de gauche à droite vers la pointe de la racine; elle est courbée sur sa longueur, et le côté convexe correspond à la face externe, qui est ainsi la plus large et la plus longue.

Il résulte de la conformation générale des dents incisives que la surface frottante ou *table* change de forme à

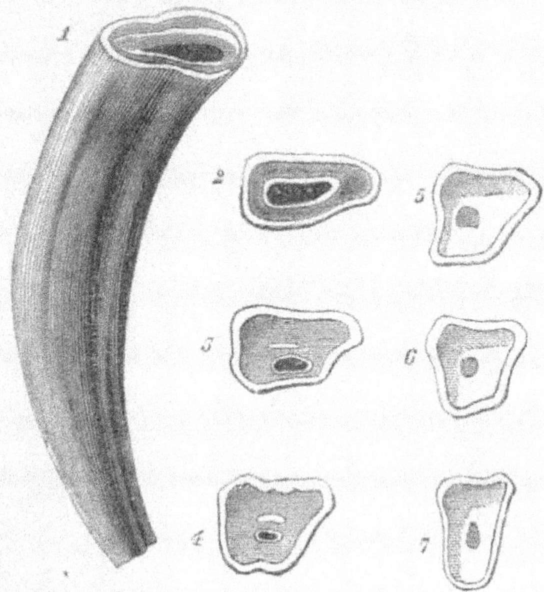

Fig. 5. — Dent entière avec commencement d'usure et coupes transversales de la même.

mesure que la dent s'use par le frottement; d'abord très-allongée de droite à gauche 2, elle devient successivement ovale, arrondie, triangulaire, et enfin biangulaire, 3, 4, 5, 6, 7. Ces changements de la table des dents, s'expliquent très-bien quand on scie une dent à différentes hauteurs en partant du sommet 2 jusqu'à la pointe 7, et nous font

2.

comprendre ceux qui se produisent à mesure que les chevaux vieillissent.

La cavité qui renferme la *pulpe dentaire*, *e* (*fig.* 4), très-large d'abord, se rétrécit dans la vieillesse au point de ne former qu'un canal très-étroit. La pulpe qu'elle renfermait est remplacée par une matière d'un aspect jaunâtre qui devient apparente sur la table, à mesure que la dent s'use, et qui constitue la tache à laquelle on donne le nom d'*étoile dentaire*.

Cette cavité est appelée *cornet interne*, par opposition à l'enfoncement qu'on remarque sur la table et qu'on désigne par le nom de *cornet externe*, *cornet dentaire*, *a* (*fig.* 4). C'est la disparition de ce dernier cornet, par l'usure graduée de la dent, que l'on appelle *rasement*.

Ces deux cavités se croisent par l'une de leurs extrémités, un peu au-dessus du milieu de la dent : l'extrémité inférieure ou cul-de-sac du cornet externe, est placée entre le bord postérieur de la dent et le cul-de-sac ou extrémité supérieure du cornet interne.

Dans chaque incisive, l'émail extérieur, *d* (*fig.* 4), se replie sur le sommet de la dent et tapisse l'intérieur du cornet dentaire *b*; de sorte que cette couche constitue ainsi une enveloppe continue dans le repli de laquelle est logé l'ivoire *c*.

Mais l'émail externe ne se continue avec l'émail interne que dans les dents vierges (*fig.* 4). Il s'use par le frottement (*fig.* 5) aussitôt que les dents sont assez longues pour se trouver en rapport, les inférieures avec les supérieures, et avec les aliments.

La *connaissance de l'âge* est basée :

Sur l'éruption et le *rasement* des dents caduques ;

Sur la *chute* de ces dents et l'*éruption* des remplaçantes ;

Sur le *rasement* de ces dernières ;

Sur la *figure* représentée par la surface frottante ;

Enfin sur la *direction* que présente la face externe de la partie libre des dents.

De l'age des chevaux jusqu'a 18 mois. — De 6 à 10 jours les pinces caduques poussent : elles sont très-minces d'avant en arrière ;

De 30 à 40 jours, ce sont les mitoyennes (*fig.* 6) ;

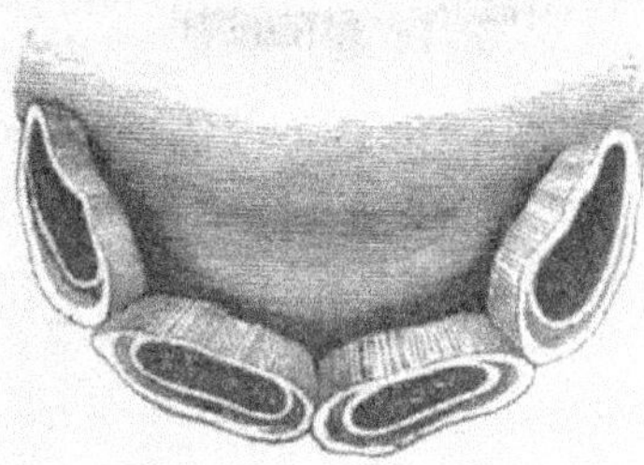

Fig. 6. — Mâchoire inférieure d'un poulain de 4 mois.

Enfin, de 6 à 8 mois seulement, les coins. Le bord antérieur devance toujours le postérieur.

Ces dents rasent : les premières, à 10 mois ; les deuxièmes, à 1 an, et les troisièmes, de 15 mois à 2 ans.

Une dent a rasé quand le cornet dentaire a disparu, et que le fond de cette cavité est au niveau de la partie frottante.

La dentition ne peut faire connaître que l'année de la naissance ; il est admis que tous les chevaux sont nés au printemps, et qu'ils terminent leurs 2 ans en avril de l'année pendant laquelle le rasement des coins de lait s'effectue : pour les courses « les chevaux sont considérés comme prenant leur âge du 1er janvier de l'année de leur naissance, » d'après l'arrêté du 30 janvier 1862.

De l'âge de 2 à 8 ans. — A 2 ans et demi, 3 ans, les *pinces de lait* tombent et les remplaçantes de même nom poussent (*fig.* 7).

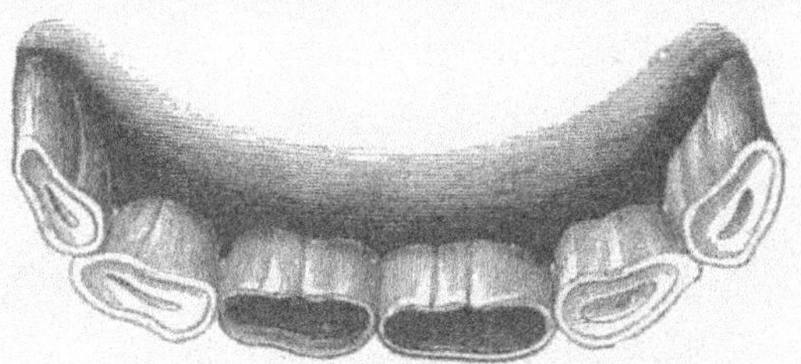

Fig. 7. — Mâchoire inférieure d'un cheval de 3 ans.

A 3 ans et demi, 4 ans, les mitoyennes de lait sont également remplacées par celles d'adulte (*fig.* 8). A cet âge,

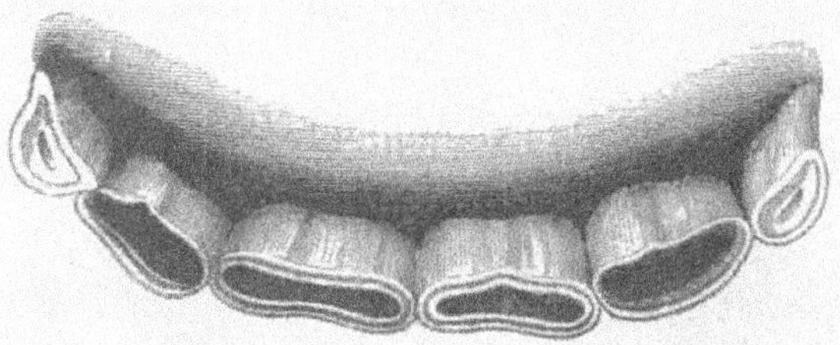

Fig. 8. — Mâchoire inférieure d'un cheval de 4 ans.

le bord postérieur des pinces est encore frais, mais il commence à s'user.

A 4 ans et demi, 5 ans, les coins de remplacement poussent à la place des coins de lait (*fig.* 9) : Les deux bords des pinces sont en partie usés, et le bord postérieur des mitoyennes, parvenu au niveau du bord externe, commence à frotter contre les dents correspondantes de la mâchoire supérieure.

C'est ordinairement vers les 4 ans que poussent les crochets. A 5 ans ils sont encore frais, et la cavité des pinces a presque disparu.

A cet âge, les coins n'ont pas éprouvé de frottement, leur bord interne présente même encore une échancrure.

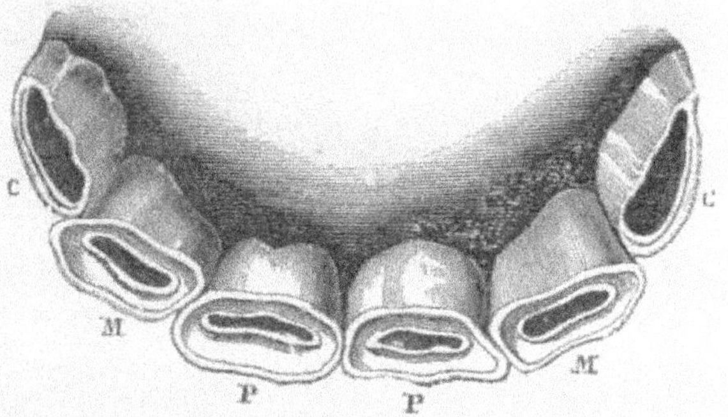

Fig. 9. — Mâchoire inférieure d'un cheval de 5 ans.

Le cheval a mis toutes ses dents d'adulte, et les douze incisives forment une arcade régulière à face antérieure verticale.

A 6 ans, le nivellement des pinces inférieures a lieu. Le

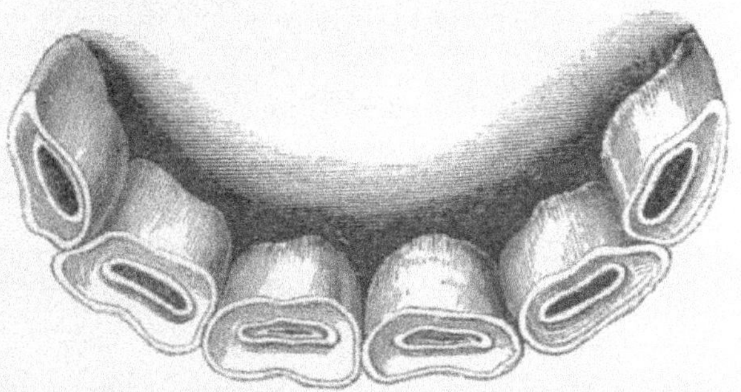

Fig. 10. — Mâchoire inférieure d'un cheval de 6 ans.

cornet dentaire a disparu, mais on aperçoit l'émail qui en garnissait l'intérieur. Le bord interne du coin est au niveau de l'externe et commence à s'user (*fig.* 10).

A 7 ans, le fond de la cavité des mitoyennes est au niveau de la table, et la table des pinces commence à se rétrécir sensiblement (*fig.* 11).

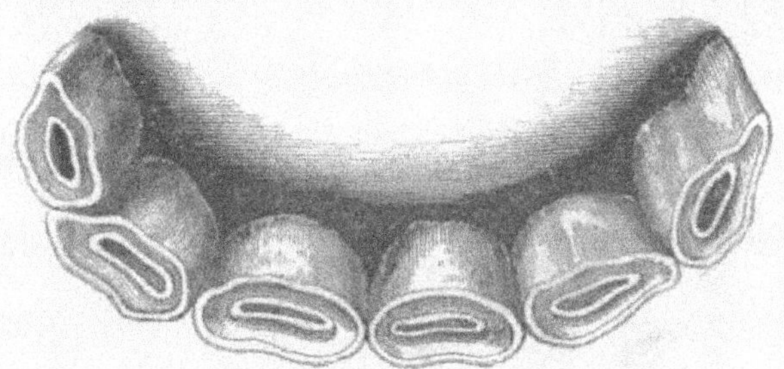

Fig. 11. — Mâchoire inférieure d'un cheval de 7 ans.

Les deux bords des coins sont en partie usés, et l'on remarque une légère échancrure à ces dents quand la partie frottante des inférieures ne correspond pas exactement à celle des supérieures.

A 8 ans, la cavité des coins a disparu. Les pinces deviennent ovales, une tache jaune, appelée *étoile dentaire*, produite par l'ivoire jaunâtre qui remplit le cornet inté-

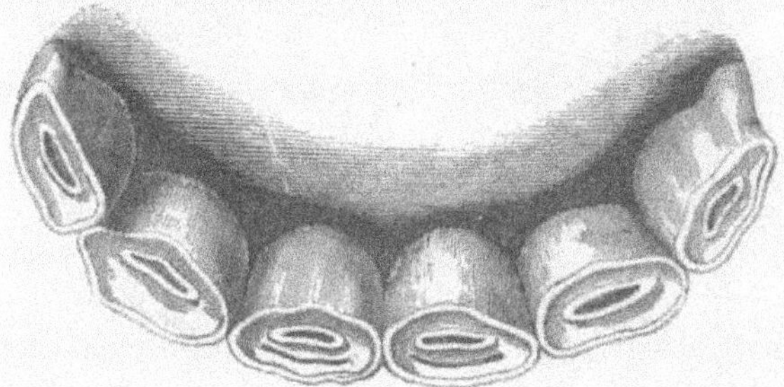

Fig. 12. — Mâchoire inférieure d'un cheval de 8 ans.

rieur, apparaît dans ces dents entre le bord antérieur et l'émail qui remplissait le fond du cornet extérieur (*fig.* 12). — L'échancrure des coins est plus grande.

De l'age de 8 a 11 ans. — A 8 ans, disait-on, il y a quelques années, le cheval est *hors d'âge;* il ne marque plus. En effet, les changements qu'éprouvent ensuite les dents s'opèrent moins régulièrement; ils peuvent encore cependant servir à faire connaître l'âge d'un cheval d'une manière très-approximative.

A 9 ans, les pinces supérieures ont rasé. Leur cavité est remplacée, comme celles des pinces inférieures, par une petite éminence formée par l'émail qui en occupait le fond. — Les pinces inférieures deviennent arrondies, et les mitoyennes ovales. La table des coins est moins large.

A 10 ans, les mitoyennes supérieures n'ont plus de cavité, — et les inférieures s'arrondissent, tandis que leur émail central, toujours saillant, se rapproche du bord postérieur.

A 11 ans, les coins supérieurs rasent. — Dans les inférieurs la table s'allonge d'avant en arrière. Dans toutes les incisives inférieures l'émail central se rapproche du bord postérieur de la dent; l'étoile dentaire se raccourcit, devient plus large et occupe le centre de la table dans les mitoyennes et dans les pinces (*fig.* 15).

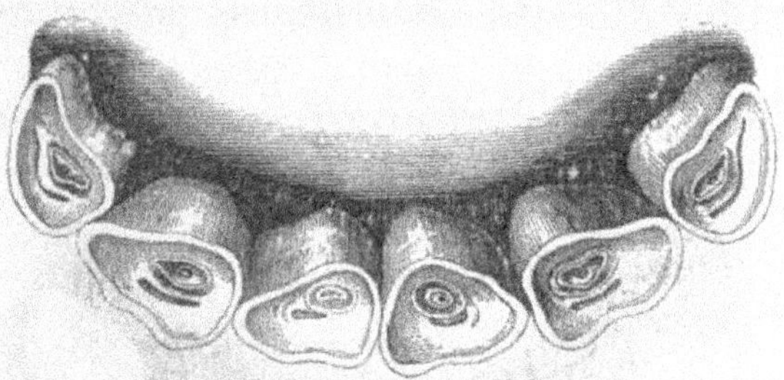

Fig. 15. — Mâchoire inférieure d'un cheval de 11 ans.

De l'age après 11 ans. — Après 11 ans, les signes connus pour indiquer l'âge ne fournissent que des données peu certaines, l'usure des dents variant considérablement, selon les animaux et les aliments qu'ils consomment.

A 12 ans, les incisives inférieures sont en ovale raccourci; les pinces commencent à prendre l'apparence d'un triangle irrégulier. La direction des incisives a déjà changé : ces dents sont plus couchées en avant. L'émail central qui correspondait au fond du cornet dentaire existe à peine dans les pinces.

A 13 ans, les pinces inférieures deviennent triangulaires, et les mitoyennes s'arrondissent sur les côtés. L'émail central, qui en raison de sa dureté avait résisté à l'usure plus que l'ivoire et qui faisait saillie, a disparu, au moins dans les pinces, et la table de la dent est devenue unie.

A 14 ans, les coins inférieurs représentent un ovale raccourci quand l'usure de la face interne ne les fait pas paraître triangulaires. Les mitoyennes deviennent triangulaires. Elles ont perdu l'émail central.

A 15, 16 ans, les pinces supérieures deviennent ovales,

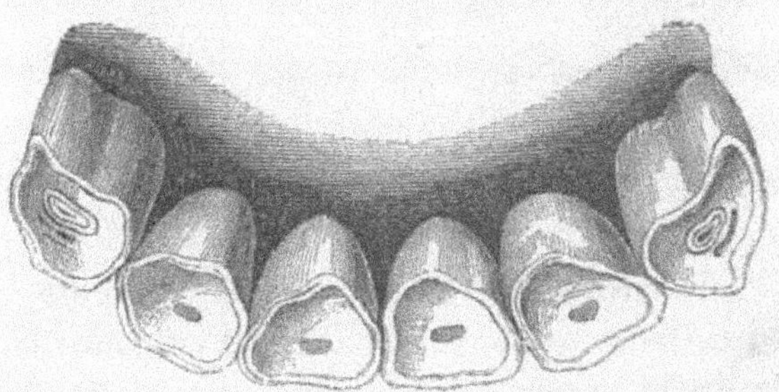

Fig. 14. — Mâchoire inférieure d'un cheval de 15 ans.

toutes les incisives inférieures sont triangulaires; l'émail central existe encore dans les coins (*fig.* 14).

A 18, 19, 20 ans, les pinces, les mitoyennes et les

coins deviennent successivement biangulaires (*fig.* 15). La table de ces dents, qui est à surface unie depuis la disparition de l'émail central, devient de plus en plus concave : l'ivoire qui forme le corps de la dent est moins résistant que l'émail qui l'entoure. — Les dents correspondantes de la mâchoire supérieure sont triangulaires.

A 21, 22, 23 ans, les incisives inférieures deviennent biangulaires successivement.

A partir de 12, 13, 14 ans, on ne peut juger de l'âge qu'approximativement, et en tenant compte des change-

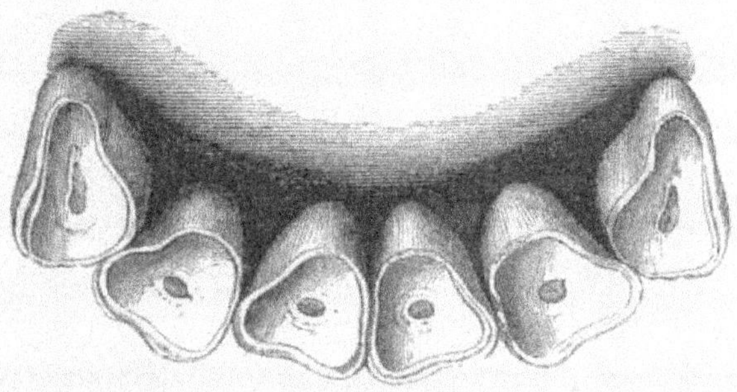

Fig. 15. Mâchoire inférieure d'un cheval de 18 ans.

ments survenus dans toutes les incisives : elles deviennent successivement ovales, en cercle, triangulaires et biangulaires. Les inférieures éprouvent tous ces changements avant les supérieures et successivement en allant des pinces aux coins. En même temps que ces changements s'opèrent, les crochets deviennent de plus en plus obtus et toutes les incisives sont de moins en moins redressées. A l'extrême vieillesse elles sont comme horizontales.

A partir de 15, 16 ans, plus ou moins, selon les sujets, elles se raccourcissent : dans la vieillesse l'accroissement est moins rapide que l'usure.

Après le rétrécissement et le raccourcissement des dents, les lèvres, n'étant plus tendues, sont comme pointues et donnent au cheval un air de vieillesse.

De plus, à mesure que les dents s'usent, — les molaires comme les incisives, — elles sortent de leurs alvéoles, et les os des mâchoires deviennent minces. La peau est moins tendue et le chanfrein présente, au lieu des formes arrondies qui caractérisent la jeunesse, des dépressions latérales qui augmentent avec l'âge.

Dans la vieillesse, la tête est sèche, et les tissus perdent leur élasticité. Les saillies osseuses sont fortement prononcées ; les *salières* sont profondes et les lèvres ridées. Vers l'âge de 13 à 14 ans, les chevaux de couleur foncée grisonnent : d'abord sur les tempes. Ceux à poil gris deviennent blancs.

Ces divers changements ne peuvent servir qu'à rectifier ou à confirmer les données fournies par lès dents.

Irrégularité de la dentition. — La sortie des dents se fait avec assez de régularité, quoiqu'elle devance un peu l'époque ordinaire chez les chevaux bien nourris. En tenant compte de ses progrès, on peut connaître exactement l'âge jusqu'à 6 ans. Mais tous les phénomènes qui la suivent sont variables. Le cornet dentaire est quelquefois très-profond et dure fort longtemps ; cela arrive plus souvent dans les coins que dans les mitoyennes, et dans ces dernières que dans les pinces.

On appelle *bégus* les chevaux dont les cavités dentaires persistent après l'âge auquel elles disparaissent d'ordinaire.

Les chevaux bégus paraissent plus jeunes qu'ils ne sont réellement, si on les examine à la légère ; mais on reconnaît leur âge, surtout si l'irrégularité existe dans les pinces et même dans les mitoyennes, à ce que les dents, quoique pourvues de leur cavité, sont étroites de gauche à droite, et à ce qu'elles ont perdu leur direction perpendiculaire plus que ne le comporte l'âge marqué par les cavités. De plus, les crochets sont obtus, et les coins souvent échancrés.

On dit *faux bégus* les chevaux dont la marque qui fait suite au cornet dentaire persiste après l'âge de 12 à 13 ans. Cette irrégularité ne saurait tromper sur un grand nombre d'années, si on tient bien compte de la forme des diverses dents.

Ainsi, quand la table des incisives inférieures s'arrondit, quand la bande jaune située entre le bord postérieur de la table et le cornet dentaire est large, courte, quelle que soit la profondeur du cornet, le cheval a très-approximativement de 14 à 15 ans.

Contre-marques. — Par des moyens assez faciles à pratiquer, on cherche à tromper sur l'âge des chevaux, à les faire paraître plus jeunes ou plus vieux qu'ils ne sont réellement. On appelle contre-marques, les moyens employés dans ce but.

Pour contre-marquer les poulains qu'on veut vieillir, on arrache les incisives caduques, et successivement les pinces, les mitoyennes et les coins, un an avant l'époque de leur chute naturelle; on devance ainsi de 10 ou 12 mois l'éruption des dents de remplacement, et l'on vieillit en apparence de ce temps les jeunes animaux qui ont subi l'opération.

Cette ruse se reconnaît d'abord à l'état des gencives, plus ou moins malades, à la disposition des dents, qui ne forment pas une arcade régulière comme lorsqu'elles poussent naturellement ; enfin, à leur *retard* et à leur *fraîcheur* : les remplaçantes ne viennent que longtemps après l'arrachement des caduques, tandis qu'elles les suivent de près quand ces dernières tombent naturellement.

Le plus souvent, on contre-marque les chevaux pour les faire paraître plus jeunes. Dans ce but, on raccourcit les dents incisives si elles sont trop longues, et avec un burin l'on pratique vers le centre de la table dentaire une cavité qui doit représenter le cornet. Pour donner à cette cavité quelque ressemblance avec le cornet naturel, on la noircit avec de l'encre grasse ou en faisant brûler, dans son intérieur, un grain de seigle au moyen d'un fer chauffé au rouge.

On reconnaît que les dents incisives ont été raccourcies à ce que les inférieures ne touchent pas les supérieures, quand la bouche est fermée ; et d'ailleurs, comme on doit juger de l'âge d'après la forme des dents, ce raccourcissement ne peut tromper personne : quand ces organes ont été raccourcis, les chevaux, aux yeux d'un connaisseur, paraissent plus vieux qu'ils ne sont réellement ; ils ont les dents plus obliques et plus larges d'avant en arrière, qu'elles ne devraient l'être d'après l'âge qu'on veut leur faire marquer.

Ensuite l'émail qui tapisse le cornet dentaire étant plus dur que l'ivoire, s'use moins vite et entoure ce cornet d'un rebord saillant, dont sont dépourvues les cavités artificielles ; les dents contre-marquées sont à surface plane, unie ; enfin, l'étoile dentaire est souvent entamée ou détruite par le burin pendant l'opération, ce qui contribue encore à faire reconnaître la contre-marque.

§ 6. Des barres.

C'est la partie comprise, dans les mâles, entre les crochets et les premières molaires, et dans les femelles, entre les coins et ces mêmes molaires.

Les côtés de l'os maxillaire qui forment la base des barres sont arrondis, ou pourvus d'une arête quelquefois assez saillante ; ils sont plus ou moins proéminents, la membrane qui les recouvre est elle-même plus ou moins épaisse et sensible. De là résultent, dans les effets du mors, des différences qui expliquent ce que l'on appelle *bouche sensible*, *bouche lourde*, *bouche dure*, etc.

L'insensibilité de la bouche à l'action du mors tient au tempérament, à la constitution des animaux comme à la forme des barres. En effet, un cheval ardent n'a pas besoin de ressentir une vive douleur pour obéir au cavalier, tandis qu'un cheval mou ne répond pas aux impressions qu'il reçoit.

En rendant le mors plus dur, les branches de la bride plus longues, on remédie aux inconvénients des barres basses, de la langue épaisse, et on corrige les défauts qui ne tiendraient qu'à la mauvaise conformation de la bouche.

§. 7. De la barbe.

Cette région, sur laquelle s'appuie la gourmette, a pour base une partie de l'os maxillaire. Sa sensibilité dépend de l'épaisseur de la peau et de la forme arrondie ou saillante de l'os.

On serre la gourmette, on emploie une gourmette plus dure si la barbe n'est pas assez sensible. C'est au point de vue du harnachement, du choix de la bride surtout, qu'il faut étudier cette partie.

§ 8. De l'auge et des ganaches.

L'*auge*, ou espace qui résulte de l'écartement des deux branches de l'os maxillaire inférieur, est le siége de ganglions qui s'engorgent dans diverses maladies de la tête. Cette région doit être creuse, saine, courte et large, ce qui indique que la tête est légère, et presque toujours que les voies respiratoires sont amples. On appelle *ganaches* les bords postérieurs des branches de l'os maxillaire. Ces bords doivent être écartés l'un de l'autre, c'est ce qui rend l'auge spacieuse.

On dit que le cheval est *chargé de ganaches* quand les bords de l'os maxillaire sont épais.

CHAPITRE II

DE L'ENCOLURE

Quoique le rôle de l'encolure soit surtout passif, l'étude de cette région n'est pas sans intérêt.

L'*épaisseur* de son bord inférieur suppose que la trachée artère est grosse : c'est le caractère des chevaux dont les organes respiratoires sont bien développés. On aime que le bord supérieur soit mince et garni de crins fins : c'est le caractère des chevaux de race.

On appelle *gouttière de la jugulaire*, l'enfoncement qui règne le long du bord inférieur de chaque face de l'encolure. La jugulaire est logée dans cet enfoncement. Comme cette veine s'obstrue quelquefois, il est bon de la presser pour arrêter le sang, afin de voir si ce liquide circule librement. L'oblitération de la veine est fort rare, mais elle est grave : les chevaux qui n'ont qu'une jugulaire sont très-exposés aux coups de sang sur le cerveau.

Il est à désirer que le sillon correspondant aux parotides et qui sépare la tête de l'*extrémité antérieure de l'encolure* soit assez marqué ; la tête est alors dite *bien attachée;* elle est déplacée avec plus de facilité que si elle fait, en quelque sorte, corps avec l'encolure.

L'encolure est dite *fausse* quand, au lieu de se fondre insensiblement avec le poitrail, elle s'enfonce comme perpendiculairement entre les épaules.

On appelle *rouée* l'encolure qui forme un arc dont la convexité est supérieure. Avec cette direction, la tête est difficilement étendue, et la respiration peut être gênée lors des allures rapides.

Si la partie antérieure seule est courbée, le défaut est moins grave; c'est l'encolure de *cygne.*

Dans l'encolure *droite*, l'extrémité inférieure de la tête est naturellement portée en avant. L'air traverse facilement la gorge et arrive de même dans la poitrine.

Si l'encolure est *renversée*, elle est dite *encolure de cerf;* elle est encore bien disposée pour les allures rapides; l'extrémité inférieure de la tête est aisément portée en avant, et la respiration est libre.

On appelle *coup de hache*, l'enfoncement que l'on remarque entre le garrot et l'encolure dans quelques chevaux, dans ceux surtout qui ont une encolure de cerf.

Une encolure *lourde* n'est jamais avantageuse. Elle surcharge les membres antérieurs et nuit principalement aux chevaux de selle. Dans les chevaux de trait, son poids peut contribuer à entraîner la résistance : ce défaut est moins grave.

Si la grosseur provient du développement du tissu cellulaire, du tissu graisseux, elle est plus nuisible; si elle est produite par des muscles fermes, elle est l'indice d'une puissante organisation.

L'encolure forme, avec la tête qu'elle supporte, un long balancier dont se servent les animaux pour déplacer leur centre de gravité, et prévenir la chute dans les mouvements rapides. Le cheval qui tire avec force, porte la tête et l'encolure en avant, pour avancer le centre de gravité et faire équilibre, autant que possible, à la résistance qu'offre le fardeau à traîner.

Le cheval dont les allures sont relevées, porte la tête haute, pour rejeter le centre de gravité en arrière et soulager le train antérieur.

Au point de vue du déplacement du centre de gravité, l'encolure, nous l'avons dit en parlant de la tête, agit plus par sa *longueur* que par son *poids*. Les animaux à tête petite ont l'encolure longue : dans le chameau, cette disposition est nécessaire, pour que la petite tête de ce gros quadrupède, puisse exercer une influence sensible sur le centre de gravité.

On n'est pas d'accord sur la convenance de la *longueur* de l'encolure.

« Donnez-moi un cheval qui, s'il était placé dans un pâturage, y mourût de faim, » disait le professeur Coleman, tellement il aurait voulu l'encolure disproportionnée, par sa brièveté, avec le reste du corps, avec les membres antérieurs.

Les Arabes veulent au contraire une encolure longue. Le cheval, disent-ils, doit avoir de l'autruche l'encolure et la vitesse.

Une encolure longue est flexible; elle est gracieuse et donne de l'élégance au cheval; mais elle surcharge le train antérieur de son poids et du poids de la tête, multiplié par sa longueur.

Cette conformation, qui peut nuire pour certains services, est utile dans les mouvements hardis, compliqués, périlleux, alors que, pour maintenir l'équilibre, les chevaux ont besoin de faire éprouver à leur centre de gravité des déplacements brusques et étendus.

Dans ces circonstances, une encolure courte serait insuffisante ; d'ailleurs elle est souvent roide et s'oppose à ce que le cavalier dirige aisément son cheval, mais si elle n'est pas roide, elle ne peut avoir que des avantages pour la course, le trot et toutes les allures franches, dans lesquelles les chevaux ne doivent que se porter en avant avec sûreté et vitesse.

De la crinière. — Les crins qui garnissent le bord supérieur de l'encolure sont fins, doux, abondants, dans les chevaux nobles ; et gros, rudes, en touffes épaisses, dans ceux de race commune. S'ils retombent sur les deux faces de l'encolure, on dit que la *crinière* est *double*.

Une crinière forte rend le pansage de l'encolure difficile : la crasse s'accumule dans les plis de la peau et des maladies cutanées s'y développent. Le collier s'applique moins bien sur l'encolure et peut blesser les animaux quand les crins sont durs et abondants.

CHAPITRE III

DU TRONC

Le tronc influe sur la force et la vitesse des chevaux par sa longueur, son épaisseur et par le rapport qu'ont entre elles les régions qui le constituent.

Longueur. — Plus un corps d'un volume donné est court, plus il résiste à la force qui tend à le plier ou à le rompre. C'est un principe de physique bien démontré par l'usage des chevaux. Un cheval d'une taille donnée a plus de force pour porter ou pour tirer s'il est court que s'il est long. De là le proverbe : « Pour avoir un bon cheval, il faut choisir un court animal. »

Mais la brièveté du tronc n'est pas également favorable à la vitesse. Le corps des quadrupèdes, au point de vue de la progression, est comparable à un arc, à un compas qui se tend et se détend alternativement. Si l'arc est grand, chaque détente embrasse plus de terrain : le tronc du bon cheval de course est long.

Les conditions de force sont donc plus ou moins opposées aux conditions de vitesse. De là résulte la nécessité d'avoir égard aux services auxquels les chevaux sont destinés.

On recherchera pour les bêtes de somme, pour les chevaux de limon, un corps court et épais; tandis que pour un cheval de course, ou même d'attelage, on préférera un corps plus long, plus svelte; et pour les chevaux de poste et de diligence une conformation intermédiaire.

Rapports. — Pour apprécier, au point de vue des qualités, l'influence de la longueur des animaux, il faut rechercher à quelle partie du corps cette longueur est principalement due.

Le cheval qui a le corps long, est faible, lorsqu'il a l'épaule droite, et la croupe courte, avalée; sa longueur provient alors du grand développement des lombes. Or, cette partie du corps du cheval n'étant pas soutenue par les côtes, est la plus faible du tronc, et c'est en même temps celle qui se fatigue le plus : c'est la *cheville ouvrière* qui relie le train postérieur au train antérieur; de sorte que lorsque les lombes sont trop longues, la région qui joue un des principaux rôles dans les allures manque de force. Le cheval qui offre une pareille conformation fait toujours un mauvais service, quel que soit le travail auquel il est soumis. L'exiguïté de la poitrine, qui presque toujours se remarque alors, aggrave encore les inconvénients de cette conformation.

Mais si la longueur du tronc est due au grand développement de la poitrine et du bassin, à des épaules fortement prolongées en arrière et à une croupe vaste qui se rapproche des côtes, les conditions ne sont plus les mêmes; les épaules et la croupe, rapprochées vers les lombes comme deux arcs-boutants, soutiennent la colonne vertébrale, et les lombes sont courtes quoique le tronc soit long.

Les chevaux ainsi conformés réunissent à la force nécessaire pour résister à de grands efforts, les conditions d'une grande vitesse : ils embrassent à chaque pas une grande étendue de terrain.

Cette conformation est aussi l'indice d'un grand développement de la poitrine d'avant en arrière, et partant d'une respiration aisée.

Nos bons chevaux de trait ont ordinairement les épaules droites et la croupe courte et oblique, mais leur tronc est épais et leur flanc petit. Ces animaux, remarquables par leur force, sont peu aptes à des services rapides; leurs allures, toujours plus ou moins saccadées, n'ont jamais l'aisance qu'on admire dans les chevaux à épaules obliques, à croupe horizontale. Il suffit, pour bien se convaincre de ce défaut dans la plupart des chevaux de trait, de pouvoir examiner le dessus de leur corps quand ils trottent attelés à nos diligences.

Il faut aussi tenir compte de l'*épaisseur* du tronc. Si elle est considérable, elle neutralise les mauvais effets de la longueur au point de vue de la force. Les chevaux épais de corps sont susceptibles des plus grands efforts de tirage, mais mal conformés pour la rapidité des mouvements, la vitesse des allures.

§ 1. De la poitrine.

La poitrine doit être *spacieuse*. Avec une vaste poitrine le poumon est volumineux et la respiration facile ; le cœur est gros et projette, à chacune de ses contractions, une grande masse de sang dans tous les organes; les muscles qui recouvrent les côtes impriment des mouvements étendus aux membres antérieurs; tous les organes de l'économie animale, bien entretenus par un sang riche, agissent avec force et promptitude. Les animaux peuvent, sans s'essouffler, faire des efforts considérables et prolongés,

C'est pour avoir des données sur la respiration, la circulation et la locomotion, qu'il faut étudier la poitrine et tenir compte de sa longueur, de son épaisseur et de sa profondeur.

1° Longueur. — La longueur de la poitrine se mesure d'avant en arrière. Cette cavité représente un cône dont la base est postérieure, de sorte qu'un prolongement de quelques centimètres en arrière augmente considérablement son étendue. Une poitrine longue est favorable à la respiration, et parce qu'elle est spacieuse, et parce que le diaphragme est alors situé plus en arrière, ce qui suppose que les organes abdominaux sont moins volumineux; même après un fort repas, alors que les aliments repoussent le diaphragme en avant, le poumon et le cœur conservent assez d'espace pour fonctionner librement.

Tout en augmentant la force des animaux, la longueur de la poitrine favorise l'étendue des mouvements; les muscles 1, 2, 4, 5, 6, 7, (*fig.* 16 et 17); qui la recouvrent et se portent aux membres sont plus vastes.

2° Une poitrine épaisse, ample d'un côté à l'autre, est un caractère sans lequel on rencontre rarement d'excellents chevaux. Les avantages qui en résultent pour la respiration et la circulation sont faciles à expliquer.

Avec une poitrine épaisse, les poumons et le cœur sont plus volumineux, et, dans les courses précipitées, dans les grands efforts que font les animaux, alors que la respiration et la circulation sont fortement accélérées, ces deux organes peuvent fonctionner sans être embarrassés par les fluides qui les traversent. Avec une poitrine resserrée, au contraire, serait-elle longue et profonde, les poumons et le cœur sont gênés aussitôt que des efforts considérables accélèrent la respiration et la circulation. Les animaux manquent d'haleine, ont presque toujours les poumons impressionnables, sont disposés à contracter des affections de poitrine, et périssent souvent de phthisie pulmonaire.

Cette dimension en largeur, ou épaisseur de la poitrine, dépend de la courbure des côtes. Il faut rechercher des

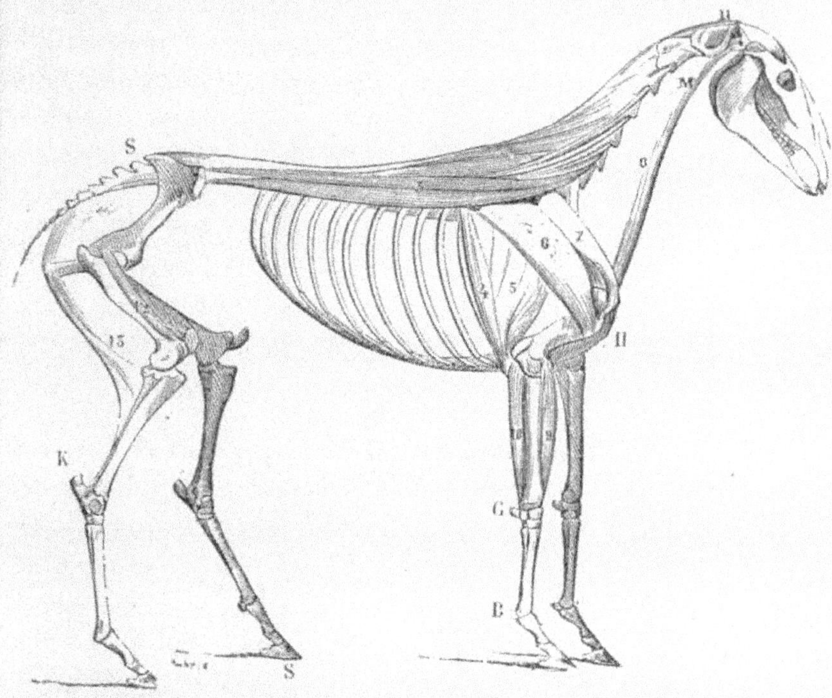

Fig. 16.

animaux à côtes contournées et contournées sur toute leur longueur. L'attention des acheteurs doit se porter surtout en arrière du coude : une côte plate et une poitrine resserrée, dans cette région, constituent un grave défaut ; c'est l'endroit où il importe le plus que la poitrine soit spacieuse.

Lorsque la poitrine est épaisse les animaux éprouvent,

en marchant, un balancement qui nuit à la rapidité des allures et absorbe une force plus ou moins grande qui est perdue pour la progression. Cette conformation est surtout favorable *à la puissance des animaux, à la solidité de la marche* et au déploiement de la force musculaire. Les chevaux à poitrine épaisse, ayant les membres antérieurs écartés, sont solides sur leur base de sustentation et peuvent employer toute leur force à vaincre la résistance qui leur est opposée. Le balancement, très-sensible lorsque l'allure est rapide, est peu apparent quand les animaux marchent lentement ; il absorbe alors moins de force que lorsque le corps est poussé en avant avec une grande vitesse.

La conformation que nous étudions est donc *nuisible* à la vitesse des allures. Les chevaux plus remarquables par la vitesse que par la force ont la poitrine profonde mais plus ou moins étroite. Leur progression s'effectue sans balancement sensible.

3° On mesure la PROFONDEUR de la poitrine de haut en bas, du garrot au sternum. Elle influe, comme la longueur et l'épaisseur, sur la respiration et la circulation, et il serait superflu de le démontrer ; mais nous devons ajouter qu'elle *favorise la progression*. Elle est en général considérable sur les chevaux de course ; c'est à cause de cette conformation que quelques-uns de ces animaux, avec une poitrine d'une épaisseur peu considérable, obtiennent des succès sur les hippodromes.

La profondeur de la poitrine est favorable du reste pour tous les services.

Les muscles, qui fixent les membres antérieurs au tronc, et ceux qui en font mouvoir les rayons, prennent leur origine sur les parois de la poitrine et aux os supérieurs des membres. Leur longueur est proportionnée à la profondeur de la cavité pectorale. Or, l'étendue de la contraction étant en rapport avec la longueur des fibres musculaires, plus la poitrine est profonde, plus sont étendus les mouvements imprimés aux membres antérieurs par les muscles qui entourent l'os de l'épaule et celui du bras.

Avec une poitrine profonde, un garrot élevé, les muscles de l'encolure qui relèvent l'épaule et ceux qui soutiennent la tête, ont aussi plus d'avantage que lorsque les côtes sont courtes et les apophyses du garrot basses.

Les chevaux qui obtiennent des succès sur les hippodromes ont la poitrine fort étendue de haut en bas, mais généralement recouverte de muscles minces. Ils sont aptes à marcher rapidement, mais mal disposés pour porter et pour traîner de lourds fardeaux. Si l'étendue des contractions musculaires dépend de la longueur des muscles, la puissance de ces contractions est principalement subordonnée à l'épaisseur de ces mêmes organes. Une poitrine profonde est donc un indice de vitesse ; elle est aussi un indice de force lorsqu'elle est recouverte de muscles volumineux et fermes.

MOYENS D'APPRÉCIER LE VOLUME DE LA POITRINE.

La poitrine est ample quand les côtes *cô* (*fig.* 17) sont longues et rapprochées de l'ilium I ; qu'elles sont rondes et donnent au tronc une forme cylindrique ; que cette forme se prolonge en bas ; que le corps est épais derrière les coudes, *dans la région du cœur*, comme disent les Anglais.

L'ampleur de la poitrine est encore indiquée par la largeur du poitrail, car cette largeur dépend de l'écartement des épaules, qui lui-même est subordonné à la rondeur des côtes. Des naseaux dilatés, un chanfrein épais, des cavités nasales spacieuses, des ganaches écartées, une gorge épaisse, une trachée-artère grosse, indiquent aussi une poitrine ample.

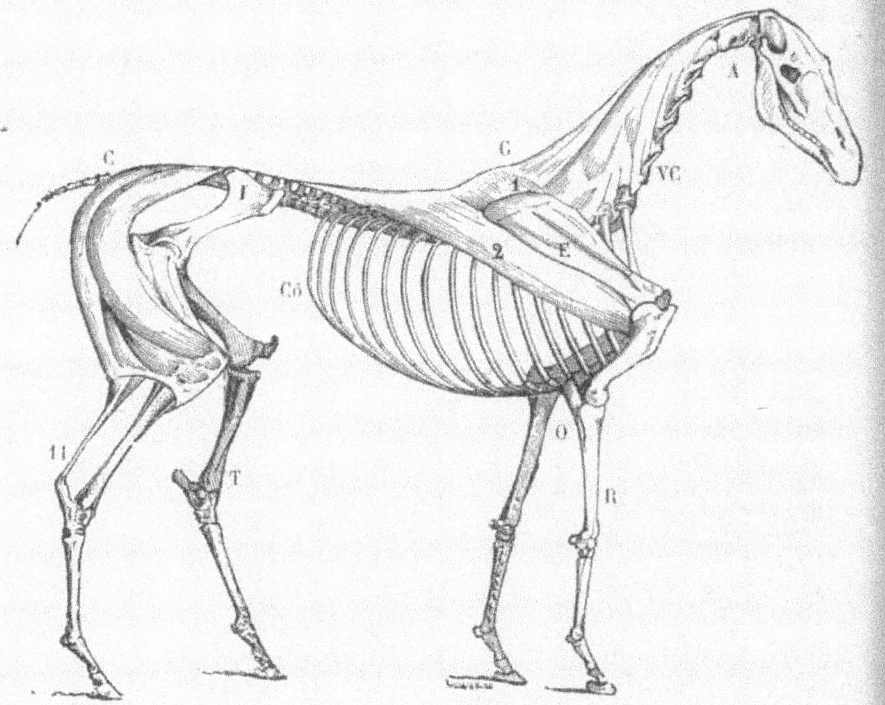

Fig. 17.

§ 2. Du poitrail.

Cette région est celle par laquelle on juge le plus souvent des dimensions en épaisseur du tronc. Et quoiqu'on dise que les chevaux, qui ont les membres antérieurs écartés l'un de l'autre, se balancent et ont des allures peu rapides, c'est à cette conformation qu'il faut donner la préférence : quand elle existe, le tronc est épais, la poitrine est ample, les animaux respirent aisément et sont susceptibles de faire de pénibles travaux.

Avec un poitrail étroit, la poitrine est resserrée, les membres antérieurs sont rapprochés ; les chevaux sont exposés à se *couper*, à frapper le boulet droit avec le pied gauche et le boulet gauche avec le pied droit, ce qui détermine des blessures et une plus prompte fatigue.

On recommande de rechercher un poitrail large et une poitrine épaisse dans les chevaux de trait surtout, mais cette conformation est avantageuse pour tous les services.

§ 3. Du ventre.

Par l'examen du ventre, on peut apprécier la manière dont s'exécutent les fonctions digestives ;

Juger de l'influence que cette région exerce par son volume sur les phénomènes respiratoires ;

Et par son poids sur la vitesse des allures.

1° L'examen du ventre peut fournir des indications sur certains états maladifs, sur la qualité des aliments dont les animaux ont été nourris, et jusqu'à un certain point sur le régime qui leur convient.

Un ventre souple, qui n'est pas douloureux à la pression, indique en général que les viscères abdominaux sont sains et que la digestion se fait bien : quand la digestion est régulière, son volume augmente graduellement pendant les repas et diminue ensuite de même jusqu'au repas suivant.

Il conserve toujours le même volume à peu près dans les animaux qui se nourrissent mal : il est plat s'ils ne mangent pas, gonflé s'ils digèrent mal. C'est encore un signe de mauvaise digestion, quand il se gonfle rapidement pendant le repas, sans que l'augmentation de volume puisse être expliquée par la quantité d'aliments qui a été absorbée.

Les animaux qui, recevant de mauvais fourrages, sont obligés d'en prendre de fortes quantités, ont le ventre gros ; et comme ils n'introduisent cependant dans leur estomac que de petites quantités de principes alibiles, ils sont mal nourris et leurs muscles n'acquièrent pas une force relative au poids du corps. Dans ces conditions, les animaux sont lymphatiques; ils ont un ventre gros, lourd, un dos ensellé, des os saillants, des muscles minces, la peau épaisse et des poils rudes. Tels sont les caractères des chevaux élevés dans les marais.

On appelle *ventre de vache*, le ventre gros, tombant, accompagné d'un flanc creux.

Dans le cheval nourri avec de bons aliments, le ventre dépasse à peine les régions environnantes, le corps est cylindrique et gracieux, les os sont en partie cachés par les muscles. La colonne vertébrale, n'étant pas trop fortement tiraillée, reste droite.

Un ventre tendu, douloureux, indique que l'animal est échauffé; s'il est plus résistant, plus sensible, à certains endroits qu'à d'autres, les animaux sont atteints d'irritations ou de lésions organiques, d'engorgement des viscères.

2° Le volume du ventre dépend de celui des viscères qu'il renferme. Des viscères volumineux poussent le diaphragme en avant, compriment le poumon et gênent la respiration : cette fonction est alors difficile après chaque repas, et si les animaux prennent un peu trop de nourriture, ils sont essoufflés, manquent d'haleine et ne peuvent pas résister à un travail pénible.

3° Des viscères abdominaux volumineux nuisent en outre en augmentant le poids du corps, en tiraillant la colonne vertébrale, en fatiguant les muscles locomoteurs, en surchargeant les membres, et en rendant les allures lentes et peu sûres.

§ 4. Du flanc.

C'est la région comprise entre les lombes et le ventre, la hanche et les côtes. Si les lombes sont larges, la poitrine prolongée en arrière, et la croupe longue, le flanc est peu étendu. C'est ce qu'on doit désirer : comme c'est une région formée exclusivement de la peau et de couches charnues ou fibreuses très-peu épaisses, elle est sans force, et rend faibles, peu propres au travail, les animaux dans lesquels elle est longue, d'avant en arrière.

Si le flanc est bombé, tendu, les organes abdominaux souffrent. On l'appelle *cordé*, s'il présente, dans son milieu, une bande roide, proéminente.

C'est sur le flanc qu'on peut le mieux suivre les mouvements de la respiration, constater l'irrégularité des mouvements respiratoires, et reconnaître l'état sain ou maladif des animaux.

Dans l'état de santé, ces mouvements sont réguliers, assez étendus, mais peu précipités. L'exercice et les souffrances les accélèrent. Dans la pousse (voyez chap. IX) le mouvement qui correspond à l'expiration se fait en deux temps.

§ 5. Du garrot.

Le garrot G (*fig.* 17) a pour base les apophyses épineuses des premières vertèbres dorsales, et correspond latéralement et de chaque côté à l'extrémité supérieure de l'épaule.

Les hippiatres décrivent le garrot avec soin, quand ils donnent les règles d'après lesquelles on peut reconnaître les bons chevaux, et les éleveurs qui achètent des béliers et des taureaux, ne manquent jamais d'en apprécier l'étendue.

On notera dans le garrot, l'épaisseur, la hauteur et l'élévation, relativement aux autres parties du corps.

Il doit être très-épais à la base, bien sorti au sommet et supporté par des côtes longues et des membres assez hauts, afin qu'il soit plus élevé que la croupe.

Nous démontrerons les avantages de ces qualités en étudiant le garrot au point de vue :

De la capacité de la poitrine ;
De la force des animaux ;
De la beauté des allures ;
Et de la facilité du barnachement.

1° Au point de vue de la capacité de la poitrine. — D'une texture osseuse, sèche, fibreuse, le garrot varie peu dans ses dimensions, quel que soit l'état d'embonpoint des animaux. Son épaisseur dépend surtout de l'épaisseur des vertèbres, de l'arc que forment les côtes sternales, et, par tant, de l'écartement des os des épaules. Il résulte de cette disposition, que les inductions qu'on tire du garrot, au point de vue de la capacité de la poitrine, ont une grande valeur : s'il est épais, si les épaules sont inclinées en dedans et en haut, les côtes sont arquées et laissent un grand espace au poumon ; tandis que s'il est mince à la base, c'est une preuve que les côtes sont droites, plates, les épaules rapprochées, et la poitrine resserrée.

On rencontre la première de ces dispositions dans tous les animaux qui ont une forte poitrine. Les chevaux arabes, comme ceux de pur sang anglais, quelle que soit la finesse de leurs tissus, s'ils sont dignes de leur origine, ont le garrot remarquable par son épaisseur. Ils ont sans doute, les uns et les autres, les fibres plus sèches, moins pourvues de tissu cellulaire que les chevaux des races communes, mais ayant les côtes fortement arquées, ils ont la poitrine ample et le garrot épais. Il n'y a pas d'exception.

2° Au point de vue de la force des chevaux. — L'épaisseur du garrot dépend, disons-nous, de celle de la colonne dorsale et du contour que forment les côtes; presque constamment, un garrot épais se rencontre avec des reins qui, ayant beaucoup de largeur relativement à leur longueur, sont courts et puissants.

Le garrot peut donc faire connaître l'épaisseur des lombes et la force des chevaux. Dans les chevaux construits pour faire de bons limoniers, pour retenir les grosses voitures dans les descentes, et résister aux cahos des guimbardes, nous rencontrons cette conformation : garrot épais, flancs très-courts et lombes larges.

Un garrot élevé, s'évasant rapidement en se rapprochant des épaules, un dos épais, se confondant en arrière avec des lombes larges, telle est la conformation qu'on doit rechercher dans un cheval. L'animal qui la présente sera fort; il aura de belles allures, et la tête légère à la main de son cavalier, s'il est employé à la selle.

3° Au point de vue des allures. — C'est presque exclusivement par rapport aux allures et au harnachement que les hippiatres ont étudié le garrot. Aussi disent-ils presque tous : la première, la principale condition de la beauté du garrot, c'est sa grande élévation. Cette conformation, rappellent ils, se trouve dans tous les chevaux fins, remarquables par la beauté de l'encolure, la liberté des mouvements, et l'élégance des allures ; ils demandent aussi qu'il soit *tranchant* et *décharné*.

Pour être beau, le garrot doit être élevé, bien sorti, c'est vrai ; mais cela ne suffit pas ; il est sec, mince, élevé, bien évidé, sur les chevaux décousus, à flancs longs, à côte plate, à poitrail enfoncé ; les plus mauvais chevaux ont le garrot haut, évidé, tranchant et surtout décharné ; tandis que ceux qui sont remarquables par leur puissance, l'ont épais, large, surtout à la base. Il y a fort peu d'exceptions à cette règle, s'il en existe. Comme exemples qui la confirment, nous citerons des chevaux dont la beauté, la perfection, quant à la régularité des formes, n'a été contestée par personne : Habdani blanc du haras de Saint-Cloud et Karchane de l'école de Saumur.

Dans certains chevaux, les os des épaules sont droits et s'élèvent presque jusqu'au sommet des vertèbres ; le dessus du corps est alors plan ; la ligne médiane est à peine saillante.

Avec cette conformation les chevaux ont des allures peu rapides, sans élégance et quoique forts, ils manquent souvent de solidité dans leur train antérieur : le poids des brancards ou du cavalier, fatigue les genoux.

Tous les auteurs n'ont à cet égard qu'une opinion. « Si le garrot est bas, dit Bourgelat, l'encolure semble toujours mal sortie et la selle ne pouvant être fixée et se tenir à sa place, avance et porte continuellement sur les épaules. »

Dans les chevaux de race distinguée, les os des épaules sont obliques, allongés, et les apophyses épineuses des vertèbres dorsales relativement plus longues ; le garrot est beaucoup moins épais au sommet qu'à la base. La partie latérale du corps présente au-dessus de l'épaule une dépression plus ou moins prononcée. Les apophyses épineuses dépassant les os des épaules, forment presque exclusivement le garrot qui alors est plus mince, plus évidé : il est, disent les hippiatres, bien sorti.

Ces dispositions sont très-importantes à considérer par rapport aux allures et, nous le verrons, par rapport au harnachement.

Quand le garrot est élevé, les muscles qui en émanent G et se portent vers la tête, à la nuque, forment un angle plus ouvert avec les os où ils s'insèrent, ont un bras de levier plus long, et produisent plus d'effet par leur contraction. De même, les muscles releveurs de l'épaule, étant plus longs, relèvent davantage cette région. Les chevaux à garrot élevé portent bien la tête, sont légers à la main, ne fatiguent pas le cavalier, déploient bien les membres antérieurs et allongent le pas.

Avec la conformation que nous supposons, *le ligament cervical* qui s'étend aussi du garrot à la nuque, a les mêmes avantages que les muscles. Formant un angle plus ouvert, il est mieux disposé pour soutenir la tête. Il faut bien remarquer que le ligament n'est pas susceptible de se contracter, c'est-à-dire de se raccourcir ; que, par conséquent, il ne concourt au maintien de la tête qu'autant qu'elle tend à descendre au-dessous du point d'où il émane. Ainsi plus le garrot est élevé, plus l'action de ce ligament, si utile pour soulager les muscles, est efficace.

Nous devons encore considérer les muscles 3 (*fig.* 16)

qui s'étendent du garrot vers la partie postérieure du corps. Si les apophyses épineuses des vertèbres sont bien sorties, ces muscles, ayant un levier plus long, sont plus puissants. Les chevaux soulèvent mieux le train antérieur, se cabrent avec plus de facilité ; ceux de trait ont plus de force, car, après avoir fléchi la colonne vertébrale en portant en avant les pieds postérieurs, ils la redressent plus vigoureusement et font avancer avec plus d'énergie le garrot, les épaules, le collier.

4° Au point de vue du harnachement. — C'est la considération qui, dans l'étude du garrot, a peut-être le plus occupé les hippiatres. Les plaies de cette région sont difficiles à guérir, et l'on en voit plus souvent sur les chevaux qui ont le garrot épais et charnu. Cette partie est alors beaucoup plus fortement comprimée par les selles mal confectionnées et mal entretenues, et pour éviter les blessures, on recommande de rechercher le garrot mince, tranchant, sec, évidé, et bien décharné.

Un garrot ainsi conformé, est moins exposé à être blessé par les selles mal faites; mais comme il est facile d'assortir la selle aux formes du cheval qui doit la porter, il faut donner la préférence aux animaux qui ont le garrot épais, c'est-à-dire un garrot qui s'élargit rapidement à partir du sommet : répétons-le, il vaut mieux faire faire une selle pour un bon cheval, qu'acheter un mauvais cheval pour une selle mal faite.

On recommande qu'il soit tranchant et sec, parce que, dit-on, il se blesse moins facilement; il est certain qu'alors il se loge plus aisément dans la rainure située au milieu de la selle. Mais un garrot charnu, est-il plus facilement meurtri, blessé par le frottement contre des corps durs, qu'un garrot décharné dans lequel la peau recouvre presque immédiatement les os? Il serait difficile de comprendre que la peau placée entre deux corps durs, l'os et la selle, ne se blessât pas plus facilement que si elle était entre la selle et une couche élastique, molle, susceptible de céder sous la pression.

Le garrot mal fait pour le harnachement comme pour les allures, est celui qui est bas, non sorti, empâté, celui dont les parties latérales sont mises en mouvement par les os des épaules. Ce garrot se blesse facilement, et à cause de son épaisseur, et à cause des frottements que les mouvements de l'épaule font éprouver à la peau contre le harnais. Il est même mal aisé de bien assujettir les harnais sur les chevaux qui le présentent. La selle tend toujours à se porter en avant.

Si le garrot est élevé, la selle reste en arrière; il en résulte que les blessures sont moins fréquentes en avant, que l'avant-train est moins fatigué par le poids du cavalier, que les chevaux soulèvent les membres antérieurs avec plus d'aisance, ont des allures plus relevées, et sont moins exposés à butter et à s'abattre.

Il est à désirer que l'élévation ne provienne pas seulement du garrot, de la longueur des os qui en forment principalement la base, mais qu'elle soit due en partie à la longueur des membres antérieurs et à celle des côtes, parce qu'alors ce n'est pas seulement le garrot qui est élevé, c'est aussi tout le train antérieur.

Avec cette conformation, le plan supérieur du corps est incliné en arrière, et la selle, en raison du poids du cavalier, se tient en place. Si l'élévation ne provient que du garrot, que les membres antérieurs soient courts et la poitrine peu profonde, le dos est trop incliné en avant, et le garrot, supportant en partie la pression de la selle est exposé aux plus graves blessures, à moins que la selle ne soit fortement retenue en arrière, ce qui peut occasionner des blessures à la base de la queue par la croupière.

§ 6. Du dos.

Il faut tenir compte, dans l'examen du dos, de sa longueur, de sa direction, de son état de santé.

Le dos doit être bien soutenu sans être convexe, et assez long pour former la plus grande partie de la colonne dorso-lombaire.

Les chevaux ensellés, dont le dos est bas, ont des allures douces, mais manquent de force. Ce défaut se remarque sur les chevaux à tronc long ; il se voit aussi, mais il est accidentel, sur des vieux chevaux: sur les étalons qui ont fait un long service, sur les poulinières qui ont donné plusieurs poulains. Un cheval qui a naturellement cette conformation peut être bon pour certains services ; il ne serait qu'un médiocre limonier.

Convexe supérieurement, le dos est dit, *dos de mulet*. Le dos et les lombes forment alors une espèce de voûte continue qui, appuyée sur les épaules et sur les hanches, a une grande force. Cette conformation, favorable à la puissance, rend les allures dures. Les chevaux à dos de mulet conviennent pour le bât Ils forment, s'ils ont une corpulence suffisante, d'excellents limoniers. Le dos est une des régions qui doivent varier selon les services. Dans les mulets et les bêtes de somme, il doit être plus court que dans les chevaux de selle.

§ 7. Des lombes ou reins.

On ne saurait porter trop d'attention à l'examen des lombes. Elles influent sur la force des animaux et sur leur résistance au travail par leur longueur, leur direction et leur largeur. Nous supposons qu'elles sont saines.

Elles seront *courtes*. Leur longueur est une cause de faiblesse. N'étant pas soutenues latéralement, elles n'offrent de la résistance qu'en raison de leur largeur et de leur brièveté. Quand elles sont courtes, les côtes CO (*fig.* 17), sont rapprochées de l'ilium I et le flanc est petit.

La brièveté est par elle-même une condition de force pour la colonne vertébrale ; mais elle montre en outre que le dos est long, et que la poitrine est prolongée en arrière.

Les reins doivent avoir la conformation que nous conseillons quel que soit le service auquel on destine les animaux ; c'est surtout chez les bêtes de somme que les reins longs sont nuisibles. Ce défaut rendrait un cheval impropre au service de limonier.

L'épaisseur des lombes est un indice de force et de résistance. Les animaux sont rarement larges vers les lombes et étroits vers le garrot. La largeur des lombes indique l'épaisseur du thorax, car elle provient d'une longueur considérable des apophyses transverses des vertèbres lombaires, qui existe presque toujours avec la convexité de la partie supérieure des côtes.

Les lombes doivent être *souples* et *droites*, presque au niveau de la partie antérieure de la croupe, et s'incliner légèrement en avant.

Pendant les allures, elles seront bien soutenues et portées en avant selon une ligne droite, sans vaciller.

En parlant de la croupe, nous allons voir quels sont les moyens de reconnaître les efforts des lombes, seule maladie de cette région qui doive nous occuper, car les plaies y sont si faciles à reconnaître, qu'il serait superflu de les mentionner quoiqu'elles soient graves, et fréquentes : elles sont produites par les harnais.

Le dos et les reins doivent se fléchir légèrement, quand on les presse, mais sans paraître douloureux. La grande sensibilité de ces régions indique des affections graves : des maladies des reins, de la poitrine.

§ 8. De la croupe.

La croupe a pour base trois os grands et solides, l'*ischium*, le *pubis* et l'*ilium*, I (*fig.* 16), qui se soudent entre eux dès le jeune âge et constituent par leur réunion ce qu'on appelle *os coxaux*, *os des îles*.

La surface extérieure de ces os est recouverte de muscles longs et épais qui jouent un grand rôle dans tous les mouvements ; les principaux sont : l'ilio spinal 3 (*fig.* 16), qui s'étend depuis la partie antérieure de l'ilium jusqu'aux vertèbres cervicales ; les muscles fessiers (*fig.* 17), qui partent de l'os de la jambe et se terminent aux os du bassin ou se prolongent jusqu'à la région sus-lombaire. Il y a en outre, à l'intérieur, de forts muscles qui se portent de la cuisse et de la jambe aux lombes et au bassin. Comme les précédents, ils agissent sur les membres et sur le tronc, et exercent une grande influence sur la locomotion, ainsi que le prouve la force des chevaux qui ont les cuisses épaisses.

L'intérieur de la croupe constitue le *bassin*, cavité dans

laquelle sont logés l'intestin *rectum*, la *vessie*, la *matrice* dans les femelles et les *vésicules séminales* dans les mâles.

La croupe exerce une puissante influence sur la force des chevaux et la vitesse des allures. Pour en apprécier le rôle, il faut en examiner la forme — largeur, longueur, direction —, en tenant compte des services auxquels on veut soumettre les animaux.

FORME. — Il est à désirer que la croupe soit épaisse, pourvu que les chairs en soient fermes.

On appelle *croupe de mulet*, la croupe qui s'incline de chaque côté comme celle des mulets. Elle est peu charnue, et cependant les chevaux qui la présentent, sont forts parce qu'ils sont énergiques, à tempérament sec.

Lorsque la croupe C (*fig.* 17), est *longue*, l'ischion est prolongé en arrière et fournit aux muscles qui s'y insèrent un long bras de levier : ce que nous disons de l'ischion s'applique à l'ensemble du coxal; plus les éminences de cet os sont saillantes, mieux les muscles sont disposés pour remplir leurs fonctions.

En outre, quand la croupe est longue, les lombes sont courtes et le flanc peu étendu : double condition, nous l'avons vu, favorable à la force des animaux et à la vitesse des allures.

La croupe influe par sa *direction* sur la vitesse et la force des chevaux. Elle favorise l'action des muscles quand sa direction se rapproche de la ligne horizontale, qu'elle n'est que légèrement inclinée en arrière : les muscles qui s'insèrent à son extrémité postérieure, formant alors avec leur bras de levier un angle presque droit, sont dans des conditions favorables à l'intensité de leur action.

Une croupe peu inclinée favorise l'étendue des mouvements : cette étendue, qui dépend du degré de raccourcissement qu'éprouvent les muscles en se contractant, est toujours en rapport avec la longueur de ces derniers. Or, lorsque la croupe est horizontale, les muscles *fessiers* forment un plus grand contour (*fig.* 17), et sont plus longs que si elle est oblique (*fig.* 16).

On donne le nom de *croupe avalée*, à la croupe oblique, fortement inclinée en arrière. Avec cette conformation, la queue est attachée bas : les animaux la portent mal et l'opération barbare appelée *opération de la queue à l'anglaise*, est elle-même inefficace pour remédier à cet inconvénient.

La croupe est dite *coupée*, si elle s'abaisse subitement et paraît courte. Cette conformation a les inconvénients de la précédente.

Communs sur nos races chevalines, ces deux défauts sont produits ou accrus par le tirage pénible auquel on soumet trop tôt les poulains. On ne devrait jamais exiger de grands efforts de tirage des animaux pendant leur jeunesse, de ceux surtout, poulains ou pouliches, qu'on destine à la reproduction. Autant que leur conformation et les intérêts des fermes le permettent, il faudrait même les dresser aux allures rapides, au trot, aux exercices enfin qui favorisent l'allongement du corps, plutôt qu'au tirage pénible qui tend à le raccourcir et à le courber.

Par sa *largeur*, la croupe donne de la stabilité au corps et même de la force, surtout pour traîner ; mais elle nuit à la vitesse des allures. Les chevaux à croupe large sont épais, et ils se balancent en marchant. Les déplacements qu'ils éprouvent, absorbent une partie de la force déployée par les muscles et retardent le mouvement en avant. Les animaux qui sont d'une très-grande rapidité relativement à leur force, ont la croupe étroite.

Les femelles ont la croupe plus large que les mâles. La largeur est une beauté pour celles qu'on destine à la reproduction. Elle fait présumer que les organes génitaux, même les mamelles, fonctionneront bien, que le fœtus amplement logé se développera régulièrement, et que l'accouchement sera facile.

La croupe est dite *double* quand elle présente, sur le plan médian, une rainure qui la partage en deux moitiés. La face supérieure de chaque moitié est alors presque toujours très-convexe. Cette conformation se remarque sur nos races communes qui ont souvent la croupe trop étroite, les hanches trop peu sorties.

Étude de la croupe d'après les services que l'on attend des animaux. — La croupe tend à pousser le corps en avant en transmettant aux lombes l'action des membres postérieurs. C'est en étudiant l'influence qu'elle exerce dans cette circonstance, que l'on reconnaît qu'elle doit varier selon la destination des chevaux.

Pour les allures rapides, il est à désirer qu'elle soit peu oblique ; elle est alors poussée en avant par les membres postérieurs sans être trop fortement soulevée ; tandis que si elle est fortement inclinée, l'action de ces membres la soulève en la poussant en avant : c'est un désavantage ; la force employée à soulever le corps est perdue pour la progression ; il y a perte de temps et de force. Les chevaux qui sautent en marchant, semblent trotter sur place ; quoiqu'ils soulèvent rapidement leurs membres, qu'ils déploient une grande puissance, et qu'ils se fatiguent beaucoup, ils parcourent peu de chemin. Dans toutes les allures,

— le pas, le trot, le galop — le corps ne doit être que légèrement soulevé. Les chevaux à croupe longue et horizontale, à épaules longues et obliques, ont des allures rapides parce que l'action de leur appareil locomoteur est exclusivement employée à les porter en avant, et parce que, comme nous l'avons démontré, les muscles sont longs, produisent des déplacements plus étendus et s'insèrent aux os selon la direction la plus favorable à l'intensité de leur action.

La croupe horizontale n'est pas la plus avantageuse pour les chevaux qui tirent de lourds fardeaux, et pour lesquels on tient moins compte de la vitesse des allures que de la force de traction. Cette direction qui facilite, nous venons de le voir, les muscles et favorise l'étendue des mouvements comme la rapidité des allures, diminue l'intensité de l'action par laquelle le train postérieur fait avancer les lombes ; elle rend les chevaux plus faibles pour le tirage.

Le corps est porté en avant par les membres postérieurs qui poussent le bassin. Or, si la croupe est oblique, abaissée en arrière, elle est parallèle à la puissance impulsive des membres, et reçoit leur action plus directement que si elle était horizontale. Plus l'angle formé par l'axe du bassin et par l'axe du membre est prononcé, plus est grande la déperdition éprouvée par la force qui se transmet de l'une de ces parties à l'autre. Pour se convaincre des effets que nous attribuons à l'obliquité du coxal, il suffit d'examiner un squelette et surtout d'analyser les phénomènes qui se produisent dans un gros cheval qui tire avec énergie : on reconnaît que si cette direction est contraire à l'intensité de l'effet des muscles fessiers qui agissent directement sur l'ischion, elle favorise l'action par laquelle les membres postérieurs, au moment de leur extension, poussent le corps en avant.

Si au lieu d'examiner isolément l'action de la croupe et du jarret, nous comparons le corps du cheval à un arc qui se prolongerait du garrot aux pieds de derrière nous arriverons à la même conclusion. Pour faire avancer son collier, auquel est fixée la voiture, le cheval porte les membres postérieurs en avant, tend l'arc dont nous venons de parler, et le détend ensuite en contractant les muscles extenseurs de l'épine dorso-lombaire, ainsi que ceux de la croupe, de la jambe et du jarret.

Cet arc ne peut se redresser qu'en poussant le garrot en avant ou en faisant reculer les pieds ; mais si ces derniers sont solidement appuyés sur un sol ferme, et non glissant, ils résistent, le corps avance, et la voiture est entraînée. Ce mécanisme est facile à voir dans les chevaux qui emploient toute leur force à traîner, lentement, de lourds fardeaux.

Il est inutile d'insister, d'ajouter qu'une barre formant vers son milieu un angle presque droit, offre moins de résistance à des forces qui la pousseraient en sens contraire par ses deux extrémités, que si elle formait une courbe ou même un angle plus ouvert. Plus cet angle serait ouvert, plus la barre résisterait aux forces qui tendraient à la courber. Or, dans le cheval à croupe horizontale, la colonne vertébrale et les membres postérieurs forment un angle moins ouvert que dans celui qui a la croupe oblique.

Dans les chevaux de selle, le mécanisme des mouvements est bien le même en principe que dans ceux de trait ; mais leurs pieds étant soulevés avec plus de vigueur, l'élévation du corps, par l'effet d'une croupe oblique, est plus prononcée et la déperdition de force plus considérable ; d'ailleurs dans ces animaux on ajoute beaucoup d'importance à la vitesse et l'on tient moins compte de l'intensité de la force, car il est rare qu'ils emploient toute celle qu'ils possèdent.

Les conclusions auxquelles nous arrivons sont conformes à ce que l'observation nous démontre : Quels sont les chevaux qui, sans paraître se presser, font, au pas et au trot, beaucoup de chemin? Ceux à croupe longue et horizontale. Quels sont ceux qui tirent les plus lourds fardeaux sans avoir l'air de faire de grands efforts? Ceux dont la croupe, inclinée, réunit, sans former d'angle sensible, les membres postérieurs à la colonne vertébrale. Les chevaux susceptibles de traîner de lourds fardeaux, tout en ayant des allures rapides, les bons gondoliers, présentent une conformation intermédiaire.

Mouvements de la croupe. — Il est peut-être aussi important d'observer la croupe pendant l'exercice que d'en étudier la conformation.

Comme c'est la croupe qui communique aux lombes l'action des membres postérieurs, la faiblesse de ces derniers comme la douleur des lombes s'y fait toujours sentir ; et c'est moins pour reconnaître les affections qui lui sont propres que celles de la colonne dorso-lombaire, de l'articulation coxo-fémorale, des jarrets, et même des pieds, qu'il faut l'examiner pendant l'allure au pas et au trot.

On appelle *vacillante*, la croupe qui pendant la marche, se balance d'un côté à l'autre. Les balancements qui lui font donner ce nom indiquent, ou un manque de force, ou une affection douloureuse, soit que la faiblesse provienne d'une mauvaise conformation, d'une longueur excessive des lombes, soit qu'elle dépende d'un effort des ligaments dorso-lombaires, d'une maladie des muscles, ou d'une distension des ligaments articulaires. Pendant la locomotion, la croupe doit être portée en avant avec fermeté, et selon une direction droite, sans éprouver, ni balancements de droite à gauche, ni mouvements trop sensibles d'abaissement et d'élévation.

§ 9. De l'anus.

Cette ouverture doit être entourée d'un bourrelet peu volumineux mais ferme. Un anus béant est un signe de faiblesse qui ne se remarque que sur quelques vieux chevaux.

Le rectum à sa partie postérieure, peut être le siége de plaies, de la *fistule à l'anus*, mal grave, mais rare.

Les pourtours de l'anus, le voisinage de la base de la queue, sont le siége de tumeurs appelées *mélanoses* assez fréquentes sur les chevaux blancs et les chevaux gris.

Ces tumeurs peuvent devenir assez grosses pour gêner la sortie des excréments. Elles sont incurables, et les chevaux qui en ont à la base de la queue en ont aussi dans d'autres régions quoique le plus souvent elles ne soient pas apparentes. Il faut donc ne pas acheter des animaux qui ont des mélanoses, seraient-elles encore très-peu développées.

§ 10. De la queue.

La queue est formée d'un prolongement de la colonne vertébrale transformée, de muscles, et de longs crins. Nous parlerons de son point d'attache, de sa direction, de sa forme, et des données qu'elle fournit pour apprécier l'énergie des animaux.

Une queue *attachée haut et ne se dirigeant pas immédiatement vers le sol*, s'observe avec une croupe belle, non avalée.

Dans les chevaux communs, la queue est noyée entre

les ischions et dirigée en bas dès son origine ; tandis que dans ceux de race noble, elle est bien attachée. Les avantages de cette dernière disposition se font remarquer durant l'exercice, pendant que les chevaux sont montés. On dit qu'ils *portent la queue en trompe* : ils ont l'air plus distingué et plus vigoureux.

C'est pour faire porter la queue en trompe aux chevaux qui la tiennent basse, qu'on pratique ce qu'on appelle l'*opération de la queue à l'anglaise* : on coupe les muscles de la face inférieure de la queue afin que ceux de la face supérieure, les *releveurs*, n'ayant plus d'antagonistes, produisent plus d'effet. Mais cette cruelle opération, toujours inutile en ce qu'elle n'ajoute rien à la valeur réelle des animaux, est quelquefois dangereuse et souvent inefficace : elle ne produit presque aucun effet lorsque la croupe est fortement oblique.

Pour être bien *conformée*, la queue doit être grosse à la base et fine à l'extrémité. Elle indique alors que le système musculaire est fortement développé relativement au système osseux. On la remarque ainsi sur les chevaux qui ont les muscles épais et les os grêles ; les membres sont bien conformés, fins dans les parties osseuses, épais dans les régions charnues. Les Arabes recherchent les chevaux qui ont la *queue de la vipère*.

Si la queue offre une grande résistance quand on cherche à la relever, c'est un indice de puissance musculaire. La puissance des muscles de la queue fait pressentir celle des muscles qui exécutent la locomotion.

On *coupe* très-diversement la queue aux chevaux et pour des motifs différents. On ampute les derniers os coccigiens, quelquefois pour rendre la queue plus légère et moins embarrassante, d'autres fois pour pratiquer une saignée.

Cette dernière opération n'est faite à la queue d'ordinaire que pour des *maladies graves*. Dans tous les cas, l'amputation par elle-même, affaire de mode souvent, n'augmente ni ne diminue la valeur intrinsèque des animaux.

Il en est de même de celle des crins. Cependant nous ferons remarquer que la queue est utile aux chevaux pour chasser les mouches. Il est à désirer que ceux qu'on veut faire pâturer soient *à tous crins*. Les insectes tourmentent les juments poulinières qui sont *à courte queue;* elles maigrissent et la sécrétion du lait diminue.

§ 11. Des aines et des ars.

On appelle les lignes qui séparent les membres du tronc *aines* dans les membres postérieurs, et *ars* dans les membres antérieurs. Ces régions n'offrent par elles-mêmes aucun intérêt; mais dans le voisinage de l'aine se trouve l'*anneau inguinal*, anneau que traverse le testicule pour descendre de l'abdomen vers le scrotum, et dans lequel est placé le cordon testiculaire.

Cet anneau donne quelquefois passage à des organes abdominaux qui viennent former des hernies. Ces hernies sont souvent intermittentes et peuvent donner lieu à des coliques mortelles. Il serait donc important de reconnaître les animaux qui y sont exposés, mais nous ne possédons à cet égard aucun signe autre que la tumeur qui constitue la maladie, tumeur produite par l'organe déplacé, et on n'expose pas en vente les animaux pendant que le mal est apparent.

La hernie inguinale est un vice rédhibitoire.

§ 12. Des organes génitaux.

Organes génitaux du male. — Ceux de ces organes qu'il peut être utile d'examiner sont le fourreau, le pénis, le scrotum et les testicules.

Le *fourreau* présentera les conditions que l'on doit désirer, quand il sera sain et propre. Trop souvent, il s'irrite par suite de l'accumulation d'une matière noirâtre qu'on appelle cambouis. Cela se remarque surtout sur les chevaux hongres, dont le pénis ne sort jamais complétement.

Le *pénis*, même dans les chevaux hongres, doit sortir en partie du fourreau toutes les fois que l'animal rend son urine : le liquide coule mieux. Les Arabes considèrent comme un signe de vigueur l'expulsion de l'urine faite avec assez de force pour creuser un trou là où elle tombe.

Le pénis pendant, qui ne rentre pas, est un signe de faiblesse comme lorsqu'il ne sort pas du tout. Des maladies du fourreau et du pénis, *phimosis* et *paraphimosis*, peuvent être la cause de ces défauts qui n'indiquent pas alors la faiblesse. On n'expose pas en vente les animaux affectés de ces maladies inflammatoires.

Les *bourses* et les *testicules* doivent être modérément pendants, non relâchés ; la grosseur des testicules indique l'aptitude des animaux à se reproduire.

Les animaux qui n'ont aucun testicule apparent sont inféconds. Ils recherchent cependant les femelles, et c'est d'autant plus désagréable qu'on ne peut pas les hongrer.

La diminution de volume des testicules ou leur manque de développement, est un signe de faiblesse de l'organe d'abord, du sujet ensuite. La grosseur anormale, qui est beaucoup plus fréquente, est souvent la suite d'un coup, d'une pression; d'autres fois c'est le signe d'une maladie générale, de la morve par exemple. Elle est grave alors comme l'affection dont elle est un symptôme.

Le *scrotum* est le siége d'abcès et d'hydropisies. Si celles-ci sont locales, elles sont moins dangereuses que si elles constituent un des symptômes de l'*ascite* ou de l'*anasarque*. Ces dernières maladies ont en outre pour symptômes des œdèmes sous le ventre, l'engorgement des membres, etc.

ORGANES GÉNITAUX DES FEMELLES. — Il nous suffira de dire un mot de la vulve et des mamelles.

Des cicatrices sur les lèvres de la *vulve* des poulinières, indiquent que des points de suture ont été faits à cette ouverture; ce qui suppose, ou que ces juments ont été *bouclées*, ou qu'elles ont eu la *matrice renversée*. Dans cette dernière supposition, on devrait craindre le retour de cet accident pour les gestations ultérieures.

Les *mamelles* des juments sont moins développées, moins actives, et moins sujettes à être malades, que celles des vaches.

CHAPITRE IV

DES MEMBRES

Les membres sont divisés par les hippiatres en *bipèdes : bipède antérieur* et *bipède postérieur ; bipède droit* et *bipède gauche ; bipède diagonal droit*, — le membre droit antérieur et le gauche postérieur, — et *bipède diagonal gauche*, — le membre gauche antérieur et le droit postérieur.

On compte dans les membres postérieurs le même nombre de rayons que dans les antérieurs : la hanche correspond à l'épaule, la cuisse au bras, la jambe à l'avant-bras, le jarret au genou, le canon au canon, etc.

Les rayons qui se correspondent présentent même quelques analogies, mais ils diffèrent par leur direction : l'os de la hanche est incliné d'avant en arrière, celui de l'épaule d'arrière en avant ; l'os de la cuisse d'arrière en avant, et celui du bras d'avant en arrière.

Nous devons tenir compte de la *longueur relative des membres*. Si les antérieurs sont plus longs, les chevaux ont des allures relevées ; s'ils sont plus courts, des allures près de terre et rapides. Dans les chevaux de selle, la première conformation est la plus favorable à la solidité des allures.

Notons la grande différence dans la manière dont les membres sont fixés. Les postérieurs sont enclavés dans une cavité osseuse : leur force impulsive se transmet au tronc directement et sans éprouver de déperdition ; les antérieurs sont fixés seulement par des muscles et des ligaments : destinés surtout à soutenir le corps, ils sont, comme nous allons le voir, très-bien disposés pour remplir cette fonction.

La direction des membres correspond admirablement à cette double destination. Les premiers, courbés dans leur milieu, sont disposés pour pousser le bassin ; tandis que les antérieurs sont perpendiculaires à l'horizon, et peuvent supporter, sans fléchir, les plus fortes secousses.

§ 1. Des membres antérieurs.

Nous bornerons notre examen à l'épaule, au bras, à l'avant-bras et au genou. Nous parlerons du canon, du pied, du boulet, quand nous aurons étudié les parties propres aux membres postérieurs.

Les membres antérieurs ne sont point fixés au tronc par des parties osseuses, mais par des ligaments et des muscles : la poitrine se trouve ainsi suspendue mollement entre deux piliers qui convergent supérieurement. Réunies l'une à l'autre par l'intermédiaire du garrot, les épaules lui forment un support solide, mais très-bien disposé pour diminuer les réactions produites par le contact du pied sur le sol.

Convergeant à leur extrémité supérieure, où se trouve le muscle suspenseur de l'épaule 1 (*fig.* 17), les membres antérieurs se rapprochent et se soutiennent réciproquement, lorsque le poids du corps les tiraille avec force. Mais, tout en résistant, ils cèdent en raison de l'élasticité de leurs moyens d'attache et des angles que forment leurs divers rayons. Le corps, lorsqu'il retombe sur le sol avec vitesse dans le saut, est ainsi soutenu, et l'appui se fait sans que l'animal éprouve des secousses capables de nuire aux organes importants renfermés dans la poitrine. Celle-ci est comme suspendue à une voûte par des liens qui, quoique flexibles et extensibles, ne permettent pas cependant des mouvements trop considérables.

Tout en contribuant au soutien du corps, les rayons supérieurs des membres antérieurs jouent un rôle important dans la progression : ils entament l'allure et contribuent à déterminer l'allongement du pas. Deux rayons, l'épaule et l'avant-bras, sont surtout importants à étudier à ce point de vue.

I. — DE L'ÉPAULE.

L'épaule a pour base le *scapulum* E (*fig.* 17), os aplati, appliqué sur les côtes obliquement de bas en haut et d'avant en arrière.

Deux muscles fixent principalement l'épaule au tronc : l'un, le *dorso-sous-scapulaire* 1 (*fig.* 17), dirigé de haut en bas, tend à la soulever et l'empêche de s'abaisser trop fortement ; tandis que l'autre, le *costo-sous-scapulaire*, se dirigeant de bas en haut, est destiné à l'abaisser et à l'empêcher de s'élever au delà de certaines limites.

Dans l'étude de cette région nous devons tenir compte, de sa longueur, de sa direction et de l'état des muscles qui recouvrent l'os.

Elle doit être *longue*. Alors les muscles 6, 7 (*fig.* 16) qui la forment en partie, sont longs, et produisent, par leur raccourcissement, beaucoup d'effet sur le bras et l'avant-bras. Ceux qui sont en arrière, qui occupent l'espace triangulaire formé par l'os de l'épaule et l'os du bras, qui se portent au coude 4, 5, ont le même avantage; par leur raccourcissement plus étendu, ils impriment de grande mouvements à l'avant-bras et au pied.

Si l'épaule est longue et *oblique*, elle sera bien disposée pour les allures rapides. Son extrémité inférieure plus avancée sera, ainsi que le bras, plus fortement soulevée par ses muscles que si le rayon était droit. Avec une épaule longue et oblique, les chevaux développent bien.

Une épaule droite est bien disposée pour recevoir le collier, mais elle est plutôt soulevée que portée en avant par ses muscles releveurs. Il en résulte que les chevaux, malgré l'énergie de leurs contractions musculaires, font peu de chemin, ils trottent sur place.

Les chevaux à épaules longues et obliques ont généralement la croupe longue et horizontale, disposition aussi favorable à la solidité des lombes qu'à la vitesse des allures.

Pour remplir convenablement leurs fonctions, les muscles de l'épaule doivent être fermes, bien dessinés; ils sont épais mais souvent empâtés dans les animaux lymphatiques, ordinairement mous.

II. — DU BRAS.

Ce rayon a pour base l'*os humérus* H (*fig.* 16, 17). Il fait suite à l'épaule, et s'étend obliquement d'avant en arrière et de haut en bas. Il correspond à la cuisse, mais il est dirigé en sens contraire. Les muscles qui recouvrent l'os du bras sont fermes et bien dessinés dans les chevaux vigoureux.

III. — DE L'AVANT-BRAS ET DU COUDE.

Ce rayon offre beaucoup plus d'intérêt que le précédent. Il s'étend du bras au genou et a pour base, dans le cheval, deux os : un long, qui en occupe toute la longueur, et un plus court, situé en arrière et formant la base du coude. Ce dernier est appelé *olécrâne* O (*fig.* 17), et le premier *cubitus* ou *radius* R.

Cette région doit être *large*. La largeur provient de la longueur de l'os du coude O, et indique que les muscles sont volumineux et les os bien disposés pour en faciliter l'action. Les muscles 4, 5 (*fig.* 16); qui partent de l'os de l'épaule pour venir s'y insérer agissent par un long bras de levier.

On trouve dans l'extension du radius sur le bras, au moment où le membre antérieur agit pour porter le corps en avant, un mécanisme analogue à celui du levier de deuxième genre. Le point d'appui est sur le sol; la résistance dans l'articulation de l'os du bras avec celui de l'avant-bras, et la puissance au sommet de l'olécrâne où va s'insérer le muscle 4 (*fig.* 16). L'olécrâne sert de bras de levier, plus il est long, plus il est favorable à la puissance qui le fait agir.

Nous ferons remarquer que, dans le tirage, les membres antérieurs, outre le rôle de soutien du tronc, qu'ils remplissent constamment, agissent comme force motrice; ils tendent à pousser le corps en avant et à faire avancer la voiture. Or, l'articulation dont nous venons de parler est celle qui agit le plus dans cette circonstance. Le cheval porte d'abord le pied en avant, et le pose sur le sol; c'est ensuite en étendant fortement l'avant-bras par la contraction des muscles qui s'insèrent à l'olécrâne, qu'il fait avancer le corps et qu'il pousse le collier en avant jusqu'au niveau du pied.

Sans doute, l'action des membres antérieurs n'égale pas celle des membres postérieurs; il arrive même que certains chevaux, au moment où ils tirent avec le plus de force, ne prennent leur appui que sur les pieds de derrière ; mais cela se remarque rarement, et c'est par l'analyse de ce qui se passe dans les cas ordinaires qu'il faut se rendre compte du jeu des parties, afin d'arriver à l'appréciation de la conformation qui est la plus avantageuse.

C'est un grand avantage pour les chevaux d'avoir l'os du coude long et dirigé directement en arrière. S'il est dirigé en dehors, presque toujours la pointe du pied est tournée trop en dedans : le cheval est dit *cagneux*, et se trouve plus exposé à se *couper*, à blesser avec la pince du pied droi par exemple, le boulet du membre gauche ; si le coude est dirigé en dedans, le pied est tourné en dehors : le cheval est appelé *panard;* il se coupe alors avec le talon. Cette conformation est l'indice d'un défaut grave ; elle se rencontre avec une côte plate et une poitrine étroite vers la région du cœur.

Pour être bien conformé, l'avant-bras doit encore être *épais;* alors les muscles 9, 10 qui le constituent sont bien développés. C'est sur la face postérieure de cette région que se trouvent les muscles fléchisseurs 10 (*fig.* 16) du genou et du pied. Si ces muscles sont forts, l'avant-bras est épais sur son bord postérieur ; il est grêle et faible, s'ils sont minces : avec cette dernière conformation, les muscles se fatiguent facilement, s'altèrent, sont douloureux et se raccourcissent ; les chevaux deviennent arqués, bouletés, et sont peu solides sur les membres antérieurs.

Les muscles doivent être non-seulement forts et épais, mais fermes, résistants à la pression, et bien dessinés, comme disent les hippiatres ; on doit pouvoir les reconnaître, les compter à travers la peau. Alors, l'avant-bras est dit *nerveux*. On l'appelle *empâté*, lorsque les muscles sont noyés dans le tissu cellulaire : c'est le caractère des chevaux mous.

En parlant du garrot, nous avons vu que le train antérieur doit être assez élevé. Nous ajoutons : il faut que la *longueur* des membres antérieurs soit suffisante, et qu'elle soit bien répartie entre les différents rayons qui composent ces membres. Si l'avant-bras est court, le canon est long, les chevaux relèvent fortement les pieds et se fatiguent sans faire beaucoup de chemin. Si l'avant-bras est très-long relativement au canon, les chevaux portent le pied fortement en avant, et à chaque déplacement du membre, ils embrassent beaucoup de chemin : c'est la conformation qu'on doit rechercher pour les services ordinaires, réservant, pour certaines allures de manége, les animaux à canon long.

IV. — DU GENOU.

Le genou G (*fig.* 16) correspond à l'articulation de l'os de l'avant-bras avec les os carpiens, et de ces derniers avec les os du canon. C'est une des plus intéressantes articulations du corps animal. Il faut tenir compte de son volume, de sa direction, de sa position, et de son état de santé ou de maladie.

Lorsque le genou est gros, il se fatigue moins, parce que l'effort qu'il supporte se partage sur des surfaces plus étendues, parce que les muscles qui s'y insèrent et le font mouvoir sont plus éloignés du centre de mouvement : ils agissent par un levier plus long, et ont plus de force pour étendre ou fléchir le canon.

Il est sans doute avantageux que les genoux soient forts, leur développement indique la force des extrémités articulaires ; mais l'essentiel, c'est qu'ils soient d'aplomb, c'est-à-dire selon la direction des rayons qui les avoisinent. (Voyez *Aplombs*, p. 109.)

Si le genou est concave, creux antérieurement, rentré, porté en arrière, il est dit *effacé*. Le membre est plus faible.

S'il est porté en avant, le cheval est dit *brassicourt*, *arqué*, selon que le défaut est plus ou moins marqué. C'est encore un signe de faiblesse. Avec ces défauts, le cheval est plus exposé à s'abattre.

Les chevaux sont prédisposés à ces déviations du genou, quand les muscles *épicondylo* et *epitrochlo-phalanginiens* qui se rendent à cette articulation et au boulet sont grêles, c'est-à-dire quand le bord postérieur de l'avant-bras, qu'ils occupent, est mince.

C'est surtout dans les chevaux qui portent et dans les limoniers qu'on doit rechercher une bonne direction des membres antérieurs et du genou en particulier. Ce n'est pas sans danger qu'on monte un cheval à genoux *effacés* ou *arqués*.

Le genou est quelquefois dévié en dedans ou en dehors. Ce défaut influe sur la direction de la partie inférieure du membre ; quand il existe, les pieds, à chaque déplacement, au lieu d'être portés directement en avant, forment un détour plus ou moins sensible qui retarde l'allure et fatigue les muscles ; en outre, si le détour a lieu en dedans, le pied qui est déplacé va frapper le membre qui est resté sur le sol. Le cheval *se coupe*, il se blesse les membres, le plus souvent les boulets. C'est un très-grave défaut, auquel il est quelquefois difficile de remédier par la ferrure. La percussion d'ailleurs a toujours l'inconvénient de retarder le pas, de fatiguer les animaux et de les exposer à tomber.

En parlant de l'avant-bras, nous avons vu que le genou

doit être *bas* plutôt que porté sur de longs canons. (Voyez *Canon*, p. 94.)

Il est très-important que le genou soit sain. Il est exposé à des tumeurs molles et à des tumeurs dures. Elles sont toujours dangereuses. Elles gênent les mouvements, finissent même quelquefois par entraîner la soudure des os entre eux, et rendent ainsi la flexion du genou gênée ou impossible. Cet accident est assez fréquent en raison du nombre considérable d'osselets, de ligaments, et d'articulations, qui entrent dans la composition du genou, et des tendons qui le longent ou s'y insèrent. Une tumeur osseuse qui n'aurait aucun inconvénient au milieu du canon, peut entraîner la perte d'un cheval, si elle est au genou.

§ 2. Des membres postérieurs.

Ces membres sont les agents principaux de la progression. Communiquant directement, sans corps intermédiaire, avec le tronc, ils transmettent au bassin et aux lombes toute leur impulsion ; ils s'y fixent par un prolongement arrondi, *tête du fémur*, très-bien disposé pour exécuter des mouvements en tous sens ; par leur extension, ils poussent le corps à droite, à gauche, en haut ou en avant.

Pour comprendre leur action, examinons comment se produit la progression dans un cheval qui tire.

Dans les animaux qui tirent, les colonnes osseuses qui agissent le plus pour faire avancer le fardeau, peuvent être considérées comme représentant deux arcs qui se tendent et se détendent alternativement ou simultanément ; ils sont formés, l'un par le rachis, et l'autre par les membres postérieurs.

Horizontal, l'arc formé par le rachis s'appuie, par son extrémité postérieure, sur la tête du fémur; l'autre extrémité correspond au garrot et pousse, d'une manière plus ou moins directe, l'encolure en avant. Les muscles de la région sous-lombaire, ainsi que ceux des membres postérieurs, le fléchissent en portant en avant son extrémité postérieure et ceux de la face supérieure ou sus-lombaires, les ilio-spinaux 3 (*fig.* 16) le redressent. La force élastique des parties qui le constituent concourt aussi à son extension.

Le second arc est vertical. Il est double quand les deux membres agissent à la fois. Par une de ses extrémités il appuie sur le sol, et par l'autre il correspond à l'articulation coxo-fémorale; les muscles fléchisseurs du membre le raccourcissent en portant le pied en avant, tandis que les muscles extenseurs de la jambe, situés en avant du fémur, et ceux du jarret, situés derrière le tibia, le détendent en redressant le membre, ce qui ne peut s'opérer qu'en poussant le tronc en avant.

Les membres postérieurs jouent ainsi le rôle principal dans la progression. En se portant en avant, ils fléchissent d'abord la colonne vertébrale et, par leur extension, ils la poussent ensuite et font avancer le corps. Cette colonne tend bien aussi, nous venons de le voir, à produire ce dernier effet par son extension; mais elle n'agit qu'autant que les membres lui offrent un appui solide. De ces efforts résulte, ou la simple progression, si le centre de gravité est incliné en avant et si les membres antérieurs ne font que soutenir le corps; ou le saut, si le centre de gravité est relevé par la détente des membres antérieurs : les membres, par leur extension, poussent le corps selon la volonté des animaux.

C'est par l'intermédiaire du bassin et des lombes que

les membres postérieurs agissent sur le collier dans le tirage, ce qui explique le grand avantage de lombes courtes et larges.

Les mouvements du coxal sur le bassin se font par un mécanisme fort simple. On y reconnaît aussi le mécanisme d'un levier : le point d'appui se trouve dans l'articulation de la cuisse, sur la tête du fémur, et le bras de levier est représenté par les os ischions ou les iliums selon que les muscles agissent sur les uns ou les autres de ces os. La résistance est représentée par le poids du corps.

Le levier est du premier genre, si l'on considère les muscles qui agissent sur l'ischion : l'appui est au milieu, à l'articulation coxo-fémorale, la puissance à une extrémité, à l'ischion, et la résistance représentée par le centre de gravité du corps, se trouve en avant, dans l'abdomen, vers le diaphragme.

Le levier est du troisième genre, si les muscles qui agissent s'insèrent à l'ilium et au sacrum ; car alors la puissance est au milieu S (*fig.* 16), l'appui est en arrière, toujours à l'articulation, à l'extrémité postérieure du levier, et la résistance, toujours représentée par le poids du corps, à l'autre extrémité, vers le diaphragme.

C'est pour diminuer l'intensité de la résistance en raccourcissant son levier par le déplacement en arrière du centre de gravité, que le cheval qui veut se cabrer, relève la tête et la porte en arrière, en même temps qu'il avance les pieds postérieurs sous le centre de gravité. On sait que lorsqu'il veut ruer, il baisse au contraire la tête pour attirer le centre de gravité vers les membres antérieurs, et recule les pieds antérieurs pour soulager les muscles qui doivent relever le train postérieur.

I. — DES FESSES, DES CUISSES ET DES JAMBES.

Les deux premières de ces régions sont peu distinctes l'une de l'autre. Elles doivent être fortes, épaisses, mais fermes. La force des muscles est en rapport avec leur volume et leur consistance. Les bons chevaux, même des races les plus sveltes, ont les cuisses formées de muscles volumineux. C'est à la face interne de la cuisse surtout, qu'on juge avec facilité de l'épaisseur des muscles ; ils forment dans cette région, quand les chevaux sont bien musclés, une couche épaisse et saillante.

On dit *mal gigotés*, les chevaux qui ont les muscles des membres postérieurs grêles inférieurement. La jambe mince paraît alors démesurément longue et tout le membre décharné. Mauvais signe.

Nous dirons seulement de la *jambe* qu'elle a pour base l'os appelé *tibia* T (*fig.* 17), et qu'elle doit être longue. De sa longueur, comme de celle de l'avant-bras, dépend l'étendue de terrain embrassé à chaque enjambée, et en partie la vitesse des allures.

II. — DU JARRET.

C'est au jarret qu'appartient l'action principale dans le jeu si important des membres postérieurs. Il doit être considéré comme la pièce essentielle parmi celles qui produisent le déplacement du cheval.

Cette articulation a pour base la partie inférieure de l'*os de la jambe*, l'extrémité supérieure des *os du canon* postérieur, et plusieurs os particuliers appelés *tarsiens*. De tous ces os, le calcanéum K (*fig.* 16) est celui qui exerce la plus grande influence sur la forme et la force du jarret.

On reconnaît au jarret deux faces : une externe et une interne; deux bords : un antérieur et un postérieur. On appelle *pli* du jarret, la courbure du bord antérieur, et *pointe*, la proéminence du bord postérieur : la pointe correspond à l'extrémité libre du calcanéum.

On donne le nom de *corde du jarret*, au bord saillant qui part de la pointe et s'élève vers la jambe 14 (*fig.* 17). Cette corde est formée par les tendons des muscles extenseurs. Le *creux du jarret* est l'excavation située entre la corde et l'os de la jambe.

Un jarret développé dans toutes ses dimensions est un indice de force si, du reste, il est sain, si les tubérosités des os sont bien distinctes, si les ligaments et les tendons sont souples, si l'on n'y observe aucun gonflement maladif : un développement considérable indique que les extrémités des os sont volumineuses, bien disposées pour faciliter l'action des muscles et pour résister à la pression qu'elles supportent.

La grosseur de la corde du jarret est par elle-même une condition de force ; elle indique le développement des muscles auxquels elle appartient.

Il faut surtout étudier dans le jarret, la largeur de ses faces, sa direction et les tares ou maladies qui y ont leur siége.

Le jarret doit être *large*, c'est-à-dire avoir les faces latérales étendues, et le calcanéum fortement prolongé en arrière. Avec cette conformation, les muscles extenseurs, et en particulier le muscle *bifémoro-calcanéen*, dont le tendon forme la corde du jarret 14 (*fig.* 17), sont favorisés, et parce qu'ils ont un long bras de levier, et parce qu'ils s'insèrent à ce bras de levier selon une direction plus rapprochée de la perpendiculaire que si le calcanéum était court et le jarret étroit.

Ces muscles, en se raccourcissant, tendent le jarret. Cette articulation agit comme un ressort, dont la détente pousserait le corps en avant. Son mécanisme ressemble, dans cette circonstance, à celui d'un levier du deuxième genre : le point d'appui est sur le sol, sous le pied ; la puissance, au sommet du calcanéum, sur lequel agissent les muscles, et la résistance, représentée par le poids du corps, se trouve au milieu, à l'extrémité inférieure du tibia, sur l'astragale. La puissance est donc au sommet du calcanéum sur lequel agissent les muscles.

Quand on réfléchit aux lois de la mécanique, on comprend combien quelques millimètres de largeur en plus dans le jarret, c'est-à-dire de longueur dans le calcanéum, doivent être avantageux pour les animaux. Ces quelques millimètres ne favoriseraient-ils la puissance représentée par les muscles que de quelques kilogrammes, comme l'action se renouvelle à chaque pas, il en résulte que les animaux sont fortement soulagés.

De tous les leviers, le levier du deuxième genre est le plus favorable à la puissance. Il y en a peu d'exemples dans l'économie animale, et on ne les trouve que dans les parties du corps qui, comme le jarret, doivent produire beaucoup d'effet.

On appelle *jarret droit* celui dont le pli est peu sensible. Avec cette direction il paraît étroit et il l'est souvent. Le jarret droit, si du reste il est bien conformé, est favorable à la rapidité des allures : le pied se trouve placé plus en arrière que lorsque le jarret est coudé, et la détente de l'articulation pousse le corps en avant sans le soulever trop fortement. On appelle *élancés de derrière*, les chevaux à jarrets droits.

Si le pied est porté en avant, le pli du jarret est bien prononcé, et cette articulation est dite *coudée*. L'animal est bien disposé pour sauter. La détente du jarret soulève, lance, le corps autant qu'elle le pousse en avant ; elle agit même avec force, car le jarret coudé est en général large et bien conformé pour favoriser l'action des muscles. Cette conformation se remarque dans les chevaux de manége, dans les andalous; ces animaux ont des allures plus brillantes, et plus douces que rapides.

Lorsque les jarrets sont coudés, les pieds postérieurs sont trop rapprochés des antérieurs et les attrapent quelquefois dans la marche : on dit alors que le cheval *forge*. Les extrémités de derrière supportent une grande partie du corps, et se fatiguent, même pendant le repos. En outre, les tendons, les ligaments placés en arrière des os, constamment tiraillés, surtout si le paturon est long, deviennent souvent malades; mais les os souffrent moins que lorsque les membres sont droits : le cheval est dit *sous lui* quand il a les jarrets fortement coudés.

Le plus ou moins d'élévation du jarret est aussi un point digne d'attention. Lorsque le jarret est *bas*, la jambe est longue et le canon court. C'est une conformation favorable à la vitesse des allures : les animaux, à chaque enjambée embrassent beaucoup d'espace. Généralement les genoux sont disposés comme les jarrets. (Voyez, *Avant-bras et jambe*, p. 81, 89.)

Si les jarrets sont écartés l'un de l'autre, les chevaux sont dits *ouverts de derrière*. Presque toujours, ces animaux ont le corps épais et la poitrine ample : c'est un signe de force plutôt que de vitesse.

On dit *jarretés*, *crochus*, les chevaux dont les pointes des jarrets sont tournées en dedans. Ils sont appelés *clos de derrière*.

Les pointes des jarrets doivent être parallèles au plan médian du corps.

Le jarret doit être sec, bien évidé, épais, large et avec des saillies osseuses bien prononcées et des creux bien distincts.

Il est exposé à des maladies nombreuses et fort variées. Les tumeurs molles et osseuses y sont fréquentes. Les hippiatres ont singulièrement compliqué ce sujet, et sans aucune utilité, en donnant des noms différents à des maladies de même nature. Ainsi il ont appelé *courbe*, la tumeur qui vient à la face interne de l'extrémité inférieure du tibia; *éparvin*, celle qui a son siége à la partie interne et supérieure du canon, et *jarde*, celle qui vient sur la face externe de la même extrémité.

Le jarret est formé par un grand nombre d'os dont plusieurs très-petits. Quelques-uns seulement exécutent de grands mouvements, mais tous peuvent se mouvoir les uns sur les autres. En outre, des tendons nombreux en parcourent les surfaces.

A cause de cette organisation compliquée et des fonctions pénibles qu'il remplit, il est très-exposé aux maladies et une affection, même légère, nuit beaucoup à ses fonctions et déprécie considérablement les animaux : des accidents qui, sur d'autres parties du corps, n'auraient aucune conséquence fâcheuse, peuvent entraîner les plus graves inconvénients sur cette articulation : des douleurs vives, la diminution ou la perte des mouvements par l'ossification des ligaments et la soudure des os entre eux. Ces conséquences sont d'autant plus à craindre que ces maladies sont plus approchées des parties où se produisent les plus grands mouvements. Ainsi la courbe, située au bas de la jambe, près de l'articulation si mobile du tibia avec l'astragale, est plus dangereuse que l'éparvin et le jardon situés au haut du canon dont la mobilité est presque nulle.

On donne le nom de *vessigons* aux tumeurs molles qu'on rencontre dans le creux du jarret. Les vessigons sont dits *chevillés* quand ils affectent les deux faces de l'articulation; ils sont alors plus graves.

§ 3. Des régions qui se trouvent dans les membres antérieurs et dans les membres postérieurs.

I. — DU CANON ET DU TENDON.

Le nom de *canon* est donné à la région et à l'os qui s'étendent, dans les membres antérieurs, du genou au boulet, et, dans les membres postérieurs, du jarret au boulet.

On appelle *tendon*, la corde tendineuse et la région située derrière le canon. Ces deux régions ont à peu près la même conformation dans les membres antérieurs et dans les postérieurs.

Pourvu que le canon soit sain et d'aplomb, il remplit toutes les conditions qu'on doit désirer ; il est même avantageux qu'il soit peu volumineux.

Il n'en est pas de même du tendon. C'est une corde dure, résistante, qui résulte du rapprochement de plusieurs tendons et qui, étant chargée de transmettre au pied l'action des muscles fléchisseurs, a besoin de beaucoup de force. Sa grosseur indique la force des muscles d'où il émane. Il doit être gros, uni, sec, ferme et d'un volume égal aux deux extrémités. On appelle *tendon failli*, celui qui est plus mince près du genou qu'inférieurement.

Si le tendon antérieur est faible, les muscles sont en général minces, et l'avant-bras sans épaisseur : les chevaux deviennent facilement *bouletés* et sont peu solides.

Il est à désirer que le tendon soit éloigné du canon ; que, de la réunion de ces deux parties résulte, de chaque côté, une face large, prolongée du genou ou du jarret au boulet. La largeur de cette partie provient du volume considérable des abouts articulaires et de l'écartement des tendons.

Cette conformation est une des plus belles qualités du cheval. C'est un des signes par lesquels se distinguent surtout les excellents chevaux de race.

A une grande largeur, cette région doit réunir de la netteté ; il faut pouvoir distinguer sous la peau le canon, les péronés et les tendons.

Quand le canon et le tendon forment par leur réunion une région cylindrique, empâtée, c'est un signe de faiblesse. Les chevaux qui ont ce défaut sont exposés à avoir des *molettes*, ou tumeurs molles, qui viennent derrière le tendon ; tumeurs que dans cette circonstance on traite en vain, même par le feu : en supposant qu'on puisse les faire diminuer, elles reparaissent toujours après quelques jours de travail, et les chevaux deviennent *droits*, *bouletés*. La corde tendineuse est dure, grosse, douloureuse.

On remarque quelquefois des tumeurs osseuses, des *suros*, sur le canon ; elles sont peu dangereuses, à moins que par leur volume ou leur position près des tendons, elles ne gènent les mouvements.

II. — DU BOULET.

C'est l'articulation formée par l'extrémité inférieure de l'os du canon, l'extrémité supérieure de celui du paturon, et les grands sésamoïdes; elle est entourée de ligaments et de tendons. Elle est bien conformée quand elle est assez volumineuse. On tiendra à ce que le boulet ne soit, ni trop haut, ni trop bas, et d'aplomb, c'est-à-dire selon la direction du canon. On appelle *droit*, *bouleté*, le cheval dont les boulets sont portés en avant. Les maladies qu'on y observe le plus souvent sont des tumeurs molles, appelées *molettes*, situées d'ordinaire un peu au-dessus et en arrière.

III. — DU PATURON.

Cette région a pour base un os du même nom. Elle doit être d'une longueur moyenne et légèrement oblique d'arrière en avant et de haut en bas. Si elle est trop longue, elle est trop rapprochée de la ligne horizontale, le boulet est trop bas, et le cheval est dit *long-jointé*; si trop courte, elle est droite. Avec la première disposition, les allures sont souples, douces, mais les tendons sont tiraillés et souvent malades; avec la seconde, le cheval est droit, a des allures dures, et devient souvent *bouleté* : les boulets se portent trop en avant.

IV. — DE LA COURONNE.

C'est la région comprise entre le paturon et le pied. Un os court qui porte le même nom, en forme la base. Nous la signalons seulement pour dire qu'elle est quelquefois le siége d'une tumeur osseuse appelée *forme*. Se développant en partie dans l'intérieur du pied, qu'elle déforme, cette tumeur comprime les parties molles contre la corne et la compression produit une douleur vive. L'acheteur doit considérer comme défectueux tout cheval dont le pied présente, au bord supérieur du sabot, un gonflement, serait-il peu considérable.

La peau de cette région est souvent malade et il est essentiel qu'elle soit saine : elle produit la corne, qui se ressent de ses altérations. On appelle particulièrement *bourrelet* la bande de peau qui entoure et produit la corne.

V. — CRINS DES MEMBRES.

Les tendons des quatre membres, comme la partie postérieure des boulets, sont recouverts de crins, fins et courts dans les chevaux de race, et abondants, gros et longs dans les chevaux communs. Dans quelques races même, les crins poussent sur toute la circonférence des membres et couvrent le pied.

Sans nuire par eux-mêmes, les crins longs déprécient les chevaux. Ils indiquent que les animaux ont été élevés dans des lieux trop humides et partant, nourris avec de mauvais fourrages ; en outre, ils sont une cause de malpropreté et compliquent le pansage.

La peau qui recouvre les régions inférieures des membres, est sujette à quelques maladies particulières, *eaux aux jambes*, *crevasses*, *salandres*, *malandres*, toujours graves, parce qu'il est souvent difficile de faire cesser les causes qui les produisent. Les crins, quand on les coupe, peuvent, en irritant la peau, devenir une cause prédisposante de ces maladies.

Elles s'annoncent par le redressement des crins et des poils, par des suintements, des crevasses, des excoriations, l'épaississement de la peau, l'hypertrophie des tissus sous-cutanés et par des excroissances charnues quelquefois hideuses.

L'acheteur prudent refusera tout cheval dont le poil et les crins du tendon et de la couronne, ne sont pas parfaitement lisses et unis.

VI. — DU PIED.

Il n'existe pas, dans le cheval, d'organe plus important à étudier, au point de vue de l'hygiène vétérinaire, que le pied, car presque toutes les maladies, toutes les tares qu'on y remarque si souvent, sont produites par la maréchalerie et par le travail. Une bonne ferrure peut les prévenir ou en atténuer considérablement les effets, et prolonger ainsi les services que rendent les animaux.

Au point de vue de l'extérieur, le pied, sans offrir le même intérêt, mérite cependant beaucoup d'attention, car par son volume, par sa direction et par sa conformation, il influe sur les membres, et sur la production des maladies dont il est lui-même si souvent affecté.

Cet organe est composé de la *muraille*, partie seule apparente quand le pied fait son appui, de la *sole* et de la *fourchette*, qui en forment la face inférieure.

Volume. — Ne jouant qu'un rôle passif, le pied doit être *petit* et *léger*. Lorsqu'il est grand, il est lourd, et il fatigue les muscles, non-seulement par son propre poids, mais encore par le poids du fer plus grand qu'il nécessite.

Un pied n'est trop petit qu'autant que le rétrécissement n'est pas naturel, qu'il provient d'un état maladif. C'est alors un mauvais signe : il indique que les parties molles sont comprimées entre l'os du pied et la corne.

Il est d'autant plus à désirer que le pied soit léger et petit, que les muscles et les leviers qui le soulèvent, très-bien disposés pour la vitesse des mouvements, le sont très-mal pour l'intensité de l'effet.

Quand on réfléchit au nombre de fois qu'un pied est soulevé dans une journée de travail, et à la force nécessaire pour lui imprimer la vitesse qu'il a dans les allures rapides, on conçoit les grands avantages qu'offre un pied léger.

Notre lourde ferrure est pour beaucoup dans l'usure des tendons de nos chevaux; mais c'est un mal nécessaire. Toutefois, cette nécessité même est un motif de plus de choisir des pieds petits, afin que les fers soient moins lourds.

Direction. — Pour remplir convenablement ses fonctions, il doit être d'aplomb afin de supporter solidement le corps: sain, non douloureux, afin de ne pas être fatigué par les chocs qu'il éprouve; de plus, la muraille doit être luisante, unie sur toute son étendue, et assez évasée afin que les parties vives intérieures ne soient pas comprimées par la corne.

Forme. — D'après ces considérations, on donnera la préférence à un pied moyen, un peu petit, dont la forme circulaire se continue régulièrement dans les pieds antérieurs, mais en devenant moins prononcée vers les talons; à un pied dont la corne est légèrement inclinée en dehors, sur toute la circonférence de l'organe.

Quand les parties latérales sont verticales ou inclinées en dedans, le pied est dit *serré* ou *encastellé*. Ce défaut est fréquent sur les chevaux fins et sur les pieds naturellement petits, qu'il rend sensibles et douloureux. Il est produit par la marche sur les pavés, par la chaleur et la sécheresse agissant alternativement, et surtout par une mauvaise ferrure.

Le pied du cheval doit être uni, ne présenter ni saillies, ni enfoncements; les unes comme les autres compriment les parties vives intérieures, rendent le pied sensible et font boiter les animaux. On appelle *cercles* les enfoncements et les saillies circulaires qu'on observe quelquefois sur les pieds qui ont été plus ou moins altérés par des maladies.

Des inégalités longitudinales et nuisibles aussi se montrent souvent sur des pieds qui ont été blessés ou opérés.

On appelle *seimes*, les fentes qui se produisent sur les pieds.

Les crevasses, les éclats, qui se font remarquer dans le voisinage du fer, indiquent une corne cassante, que les clous fendent souvent.

On ne doit jamais acheter un cheval sans lui lever les pieds et sans avoir examiné la *sole* et la *fourchette*.

On appelle pied *plat* celui dont la sole est horizontale, et pied *comble* celui dont la sole est convexe au milieu : cette partie doit être unie et disposée en voûte. Les pieds plats comme les pieds combles, sont lourds, sensibles et difficiles à ferrer. Les chevaux à pieds combles ne peuvent que traîner la charrue.

La *fourchette* doit être de grosseur moyenne, saine, unie et exempte de suintement.

CHAPITRE V

DES PROPORTIONS

Dans tous les animaux, les diverses parties du corps se correspondent, et l'on peut juger d'un appareil par l'examen d'une de ses parties, et même de l'ensemble du corps par l'examen d'une seule de ses principales régions. Les indications qui se déduisent de ces rapports naturels, peuvent être considérées comme exactes au point de vue physiologique.

Mais, au point de vue de l'utilisation du cheval, les organes doivent offrir, outre le rapport qui indique le concours normal de toutes les parties à un but commun, certaines proportions de force et de poids qui rendent les animaux aptes aux services que nous en exigeons ; car il ne suffit pas que les fonctions puissent s'exécuter pour la conservation de la vie, ni même pour le maintien de la santé, il faut encore que les animaux puissent résister aux fatigues. Il faut, par exemple, que les membres antérieurs aient assez de force, non pas seulement pour supporter, dans des herbages, la tête, l'encolure, mais pour résister à des efforts violents, à des courses rapides et au poids d'un cavalier.

Une autre raison donne à l'étude des proportions du cheval une grande importance.

Sous l'influence de la domesticité, ce quadrupède a éprouvé les plus profondes modifications. En se reproduisant entre elles, les races si diverses que nous avons créées, engendrent des métis, souvent complétement disproportionnés.

Tantôt ils ont la côte plate, le flanc long, la poitrine exiguë; ou bien, le tronc trop long et les membres trop courts.

Quelquefois, au contraire, les membres sont beaucoup trop hauts relativement à la longueur du tronc, ou trop grêles relativement à son poids.

Nous appelons *décousus*, les chevaux qui présentent ces graves disproportions. Ils sont disgracieux et incapables d'un bon service ; en outre, ils manquent souvent de solidité : les membres fléchissent sous le poids du corps et s'usent rapidement.

Ces vices de conformation sont faciles à apprécier ; avec un peu d'habitude, on peut les reconnaître et estimer la valeur réelle du cheval qui les présente.

Il n'en est plus de même quand les disproportions ne portent que sur des régions limitées et qu'elles sont peu apparentes ; quand les parties faibles ne forment pas contraste avec les parties qui les environnent. Il faut dans ce cas une grande expérience pour les constater, alors même qu'elles diminuent considérablement la valeur réelle des animaux.

Pour faciliter à ce point de vue la connaissance des chevaux, les hippiatres ont exprimé les *proportions* qu'ils considèrent comme les plus avantageuses, par des nombres ; d'après les règles qu'ils ont établies, il suffirait de savoir mesurer un cheval pour voir s'il est bien ou mal proportionné.

Ils ont pris la tête pour point de comparaison, pour unité, et ils y ont rapporté les dimensions des autres principales régions du corps.

Ainsi, d'après Bourgelat, la tête étant représentée par 1, il devrait y avoir :

Du garrot à terre (2 têtes 1/2)	2,50
De la pointe du bras à la pointe de la fesse	2,50
Du garrot à la nuque, ligne droite	1,00
Du garrot au coude	1,00
Des côtes droites aux côtes gauches (épaisseur du corps)	1,00
Du dos au ventre (profondeur du corps)	1,00
D'une pointe du bras à l'autre	0,66
De la hanche à la pointe de la fesse	0,83
D'une hanche à l'autre	0,83
De la croupe au grasset	0,83
D'un bord à l'autre de l'encolure (largeur de l'encolure là où elle est le plus étroite)	0,50
Du garrot à l'insertion de l'encolure dans le poitrail	0,83
D'un bord à l'autre de l'avant-bras (largeur de cette région)	0,31
Du pli à la pointe du jarret (largeur de cette région)	0,22

On ne saurait établir, quant aux proportions, des règles fixes, applicables à tous les animaux. Une conformation donnée peut être un défaut dans un cheval et une qualité dans un autre.

Il faut tenir compte, d'abord de la destination des animaux, et surtout du rôle que jouent les diverses parties du corps.

Ainsi nous dirons, relativement à la destination, qu'il faut :

Pour la selle, un cheval de moyenne corpulence et plutôt léger que lourd, s'il doit porter peu de poids et avoir des allures rapides ;

Pour la course, un cheval élancé, aux jarrets droits, haut monté sur le train postérieur, avec un avant-main léger ;

Pour la promenade à cheval de personnes délicates, un cheval à jarrets coudés, à paturons longs, à dos peut-être légèrement ensellé;

Pour les allures du manége, un cheval à jambes et à avant-bras courts, à genoux et à jarrets hauts, à canons longs.

Tandis que pour le trot, les premières de ces régions doivent être longues, les dernières courtes relativement, et partant les deux articulations susnommées basses; pour traîner la charrette, un cheval lourd, épais, à épaules droites et autant que possible longues, pouvant offrir un vaste appui au collier ; pour les voitures de luxe, pour le carrosse surtout, un cheval grand, un peu élancé, à croupe horizontale et aux allures brillantes.

Il n'est donc pas toujours nécessaire, pour qu'un cheval rende de bons services, qu'il réunisse toutes les perfections dont nous avons donné l'esquisse. Il suffit souvent qu'il soit bien *approprié* au travail pour lequel il est destiné.

Des chevaux à certains égards médiocres, peuvent rendre les meilleurs services, si on sait les utiliser. Tel cheval offre des ressources inépuisables, s'il emploie sa force à courir vite, qui serait usé en très-peu de temps, si on le soumettait à un tirage pénible. La première règle d'hygiène pour les animaux de travail, c'est de les choisir bien appropriés au service auquel on les destine ; c'est de prendre pour les services qui surchargent le dos, des chevaux dont la colonne vertébrale est courte, droite ou même un peu relevée, dont les membres antérieurs bien d'aplomb ont un tendon fort, bien détaché et un avant-bras large et épais, sur son bord postérieur ; de réserver pour le tirage en cheville ou pour des chariots à quatre roues, les animaux mal conformés.

De jeunes chevaux qui, attelés à des voitures à quatre roues ou mis en cheville, feraient, malgré leur mauvaise conformation, d'excellents services et dureraient longtemps, seraient usés promptement et ne travailleraient jamais bien, si on les mettait entre des brancards ou si on les soumettait à tout autre service faisant éprouver de fortes secousses à la région lombaire.

D'une manière générale, dans tous les chevaux, quel que soit le service auquel ils sont destinés, il faut avoir égard, pour juger des proportions, aux fonctions des diverses parties du corps ; il faut distinguer les organes dont l'utilité est secondaire au point de vue de la production des efforts musculaires, les organes qui jouent un rôle indépendant de leur volume, qui peuvent même nuire par leur poids, en surchargeant l'appareil locomoteur, de ceux qui jouent un rôle actif, et dont la force est en général relative au volume.

Les premiers, le pied, la tête, l'encolure, les viscères abdominaux, la plupart des os, ne sauraient être trop légers ; tandis que les seconds, les muscles, les tendons, les avant-bras, les cuisses, ne sont jamais trop volumineux pourvu qu'ils soient fermes.

Les abouts articulaires qui servent de point d'attache et de levier aux muscles, qui supportent le choc produit par la percussion du membre sur le sol, doivent avoir aussi un grand développement.

Enfin, la poitrine, dont la capacité est la mesure du volume du poumon et du cœur, la poitrine, qui pendant les exercices violents, doit offrir des voies larges aux fluides qui s'y précipitent et la traversent dans tous les sens ; qui doit raviver le sang épuisé par le jeu des organes et qui pour cela a besoin de recevoir de grandes masses d'air atmosphérique ; la poitrine qui sert d'attache à des muscles puissants dont l'étendue n'a de limite que celle de ses parois ; la poitrine, formée d'ailleurs par des os minces qui augmentent peu le poids du corps, n'est jamais trop spacieuse.

Cette importance de la capacité de la poitrine qui se mesure par l'épaisseur du corps, la largeur du poitrail, n'a pas échappé aux Arabes : « Choisis-le large et achète, disent-ils, l'orge le fera courir. » Nous n'avons qu'à remplacer le mot *orge* par le mot *avoine*.

La force des chevaux, leur aptitude à résister aux travaux pénibles, résulte surtout du grand développement des appareils qui, disons-nous, ne sauraient être trop développés : du volume des muscles et des abouts articulaires, d'où résulte la disposition à exécuter de grands efforts, et d'un développement des organes pectoraux suffisant pour vivifier les grandes quantités de sang poussé vers le poumon par les efforts musculaires. Tous les chevaux remarquables par leurs bons services remplissent ces deux conditions, et si tous ceux qui les remplissent ne parviennent pas à une grande vieillese en travaillant beaucoup, cela dépend de ce qu'ils ont été exposés à des causes particulières de maladies, ou encore de la faiblesse de quelques-uns de leurs organes secondaires.

Par opposition, une poitrine étroite, un abdomen lourd, un flanc vaste, des cuisses minces, un avant-bras étroit, des pieds volumineux, indiquent la faiblesse, l'inaptitude à exécuter de rudes travaux.

Quand on vérifie par l'expérience les chiffres donnés par les hippiatres pour exprimer les proportions du cheval, on trouve bien rarement qu'ils concordent avec les dimensions des sujets que l'on mesure; tandis qu'on remarque constamment dans les bons chevaux que les parties sus-indiquées comme jouant un rôle actif, sont fortement constituées.

Nous donnons pour exemple les proportions du fameux *Éclipse*, cheval aussi remarquable par la force que par la vitesse : il n'a jamais été vaincu sur l'hippodrome, et a été un des reproducteurs qui ont le plus contribué à propager les qualités du cheval de course.

D'après Saint-Bel, il y avait dans *Éclipse*, la tête étant 1 :

Du garrot à terre (trois têtes).	3,00
Du dos aux parois inférieures du ventre (ou profondeur du tronc)..	1,18
D'une côte à l'autre (épaisseur du tronc). . . .	1,18
D'un bord de l'avant-bras à l'autre bord.. . . .	0,45
Du pli à la pointe du jarret.	0,36

Et ce grand développement des parties essentielles du corps, qu'on observe dans les très-bons chevaux, est en quelque sorte un des caractères des meilleures races, de celles qui se font remarquer par l'énergie et la force des animaux, comparée au poids du corps.

Nous avons mesuré beaucoup de chevaux communs, et nous n'avons jamais trouvé les proportions qui distinguent ceux des races nobles.

Nous donnerons comme exemple le résultat du mesurage d'un beau cheval boulonais appartenant à la compagnie Richer.

Longueur de la tête.	1,00
Hauteur du garrot à terre.	2,62
Longueur du bras à la fesse.	2,66
Épaisseur du corps.	1,04
Profondeur.	1,03
Largeur de l'avant-bras.	0,30
Largeur du jarret.	0,28

Ces données démontrent que dans le choix des chevaux, pour en apprécier la force, il faut tenir compte de la conformation de la poitrine et des lombes représentée par l'épaisseur du tronc ; de la force des membres représentée par la largeur de l'avant-bras et du jarret.

Les bons chevaux sont tantôt plus longs, tantôt plus courts, tantôt plus grands, tantôt plus petits que les médiocres, mais constamment ils en diffèrent par les dimensions des trois ou quatre régions sur lesquelles nous appelons particulièrement l'attention de nos lecteurs.

CHAPITRE VI

DES APLOMBS

Il ne suffit pas qu'il existe de justes proportions entre les diverses parties d'un cheval, il faut que le poids du corps soit régulièrement distribué sur les quatre membres, et même sur toute la circonférence de chaque pied.

Quand cette condition se présente, on dit d'un cheval qu'*il a ses aplombs*.

On reconnaît que les aplombs existent à ce que les deux membres du même côté — l'antérieur et le postérieur — sont sur le même plan, et qu'en regardant un cheval de face, on ne voit que ses membres antérieurs ou ses membres postérieurs, selon qu'on l'examine par devant ou par derrière; à ce qu'une ligne verticale tirée de la pointe du jarret (*fig.* 18), ou du milieu du genou (*fig.* 19), divise la partie inférieure du membre en deux parties égales.

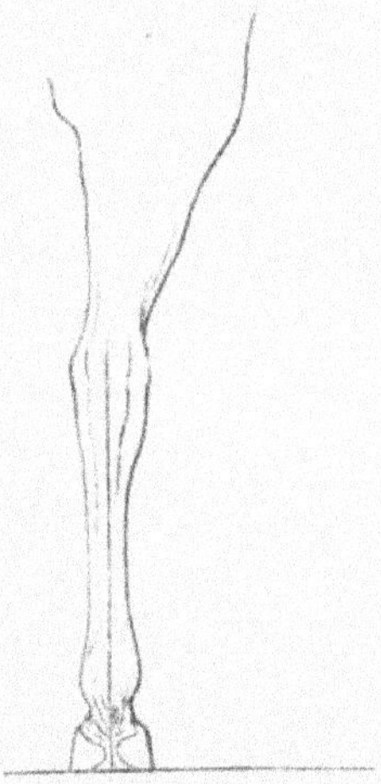

Fig. 18. — Membre postérieur vu par derriere.

Si l'extrémité inférieure du membre antérieur est en dehors de cette ligne, le cheval est dit *panard;* et il est di[t] *cagneux*, si la pince du pied est dirigée en dedans. On appelle *jarreté*, *clos de derrière*, avons-nous dit, le cheval dont les jarrets tournés en dedans sont rapprochés l'un de l'autre.

Il faut encore, pour qu'un cheval soit d'aplomb, qu'une ligne verticale, tirée de la partie inférieure de l'avant-bras, du milieu de la face externe, divise le genou, le canon et le boulet en deux parties égales (*fig.* 20). Si cette ligne se rapproche du bord postérieur du membre, le cheval est dit

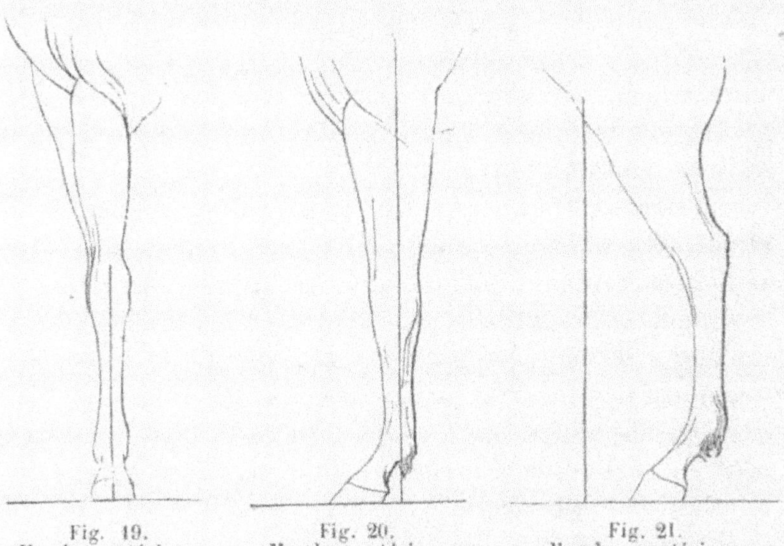

Fig. 19. Membre antérieur par devant.

Fig. 20. Membre antérieur vu de profil.

Fig. 21. Membre postérieur vu de profil.

campé; et *sous lui*, si elle se rapproche du bord antérieur. Un cheval *sous lui*, surtout si l'avant-main est un peu lourd, est peu solide sur son devant. Si le genou seul est trop avancé, le cheval est *arqué;* il est *brassicourt*, si cette articulation est en arrière.

Les mêmes défauts se remarquent dans les membres postérieurs; il est à désirer qu'une ligne abaissée du grasset tombe à une petite distance en avant du pied (*fig.* 21);

on appelle cheval *sous lui de derrière*, celui dont les pieds postérieurs sont avancés sous le ventre, et *campé de derrière*, celui qui les a reculés. Le cheval est souvent *sous lui*, s'il a les jarrets coudés, et *campé*, s'il les a droits.

Les défauts d'aplomb diminuent la vitesse parce que les pieds, en se portant en avant, décrivent des arcs de cercle au lieu de lignes droites ; ils entraînent une déperdition de force en raison de l'espace que parcourent inutilement les membres, et de la percussion qu'ils éprouvent souvent les uns contre les autres; ils occasionent la ruine prématurée des animaux, en surchargeant certains membres ou certaines parties des membres ; enfin, ils diminuent leur solidité et les exposent à s'abattre.

C'est surtout pour les allures rapides que les défauts d'aplomb sont nuisibles. Nous voyons des bœufs panards travailler longtemps et déployer une très-grande force, comme si les genoux rapprochés faisaient office d'arc-boutant, et quelques chevaux jarretés sont également d'un très-bon service dans des contrées où l'on n'exige pas de ces animaux une très-grande vitesse ; mais les uns et les autres se rencontrent surtout dans les pays montagneux, où la résistance est plus utile que l'agilité.

Il en est du reste des aplombs comme des proportions ; ils peuvent et doivent varier selon la *destination* des animaux. Un cheval dont les membres postérieurs sont un peu avancés, aura des allures cadencées, et pourra être fort agréable pour le *manége;* c'est la conformation recommandée par Bourgelat ; tandis que des membres postérieurs éloignés en arrière, sont bien disposés pour la *course*.

De même, il n'y a aucun inconvénient à ce qu'un cheval *de gros trait* soit un peu sous lui de devant, tandis que ce serait un défaut pour un cheval de selle.

Les aplombs devraient varier encore selon la *conformation*, les *proportions*, des animaux et indépendamment des services. Un cheval léger de devant peut être un peu sous lui sans graves inconvénients ; tandis qu'il aurait bientôt les genoux et les boulets usés, et exposerait la vie du cavalier si, avec ce défaut d'aplomb, il avait le train antérieur trop lourd.

Les maladies des tendons, des abouts articulaires et des ligaments, les plaies des genoux, doivent souvent être attribuées à la mauvaise direction des membres.

Le défaut d'aplomb est quelquefois occasionné par une douleur ou une faiblesse : ainsi, le cheval se campe des membres antérieurs, s'appuie sur les talons, quand les pinces sont douloureuses; tandis qu'il se met sous lui, porte les pieds de derrière sous le centre de gravité, pour soulager les talons antérieurs.

CHAPITRE VII

DES TISSUS

On appelle *tissus* ou *systèmes*, les éléments anatomiques qui constituent les organes. Ainsi la langue est formée par du tissu *muqueux*, c'est la membrane apparente ; du tissu *musculaire*, ce sont les muscles qui la font mouvoir ; du tissu *nerveux*, du tissu *vasculaire*, etc.

Les anatomistes reconnaissent un tissu nerveux, un tissu fibreux, un tissu cartilagineux, etc. Au point de vue du choix des chevaux, nous parlerons seulement du tissu *cellulaire*, du tissu *adipeux*, du tissu *musculaire*, du tissu *osseux* et du tissu *cutané*, auquel nous réunissons le tissu *pileux* et le tissu *corné*.

I. — TISSU CELLULAIRE ET TISSU ADIPEUX.

On trouve dans ces tissus, qu'il est très-difficile de séparer et que nous croyons utile de confondre, la sérosité et la graisse. Ils sont répandus dans tout l'organisme, dans l'épaisseur comme à la surface des organes. Quand ils sont trop peu développés, les os sont saillants et la peau adhère aux parties qu'elle recouvre ; quand ils sont trop abondants, les animaux sont gras, potelés, suent au moindre exercice et résistent peu à la fatigue.

L'excès de ces tissus est un défaut fréquent sur les chevaux exposés en vente. C'est une cause de dépréciation dans les animaux de travail, surtout dans les vieux, parce qu'on doit supposer qu'ils ont été *refaits* par le repos et avec de l'avoine, du chenevis, des farineux. On reconnaît cet état à ce que les muscles sont empâtés et que la surface du corps est molle. Les animaux sont exposés aux maladies ; on ne doit pas espérer d'en tirer un bon service avant de les avoir remis en état par l'exercice et par un régime approprié.

Lorsque la sérosité devient assez abondante dans le tissu cellulaire pour déterminer un gonflement apparent, on dit qu'il y a *œdème*. On reconnaît l'œdème à ce que l'enfoncement qu'on y produit, par la pression avec les doigts, par exemple, ne disparaît que lentement. Les parois inférieures du ventre et de la poitrine, les boulets et les paturons, sont les parties qui se gorgent le plus souvent de sérosité. Quoique les œdèmes soient souvent occasionnés par le repos trop longtemps prolongé, il faut les considérer comme des signes de faiblesse, de mauvaise santé.

II. — TISSU MUSCULAIRE.

Il comprend les muscles, ce qui constitue essentiellement la viande, et les membranes musculaires qui concourent à former les organes creux. Les premiers nous intéressent seuls.

Il est à désirer que les muscles soient volumineux, saillants, mais non empâtés. Ils sont tels qu'on doit les désirer quand les parties charnues, la croupe, l'épaule, le bras, l'encolure, sont fermes. Dans les chevaux de race *en état*, les muscles sont distincts les uns des autres, séparés par des enfoncements ; ils sont *bien dessinés*.

On estimait anciennement les chevaux qui avaient ce qu'on appelait un *coup de lance*, une *cavité sans cicatrice*, une *cavité naturelle*, qui se remarque à l'encolure, à l'épaule, à la fesse, quelquefois au-devant, quelquefois au bas du bras, c'est-à-dire dans les régions fortement musculeuses. On l'observe le plus souvent sur les chevaux orientaux et les chevaux espagnols. On a laissé tombèr cette expression complétement dans l'oubli, et c'est avec raison. Nous la citons pour rappeler l'importance qu'on a toujours ajoutée à des muscles séparés les uns des autres par des enfoncements plutôt qu'empâtés, c'est-à-dire aux chevaux plutôt maigres que gras.

III. — TISSU OSSEUX.

C'est ainsi qu'on désigne l'ensemble des os. Les affections dont ce tissu peut être atteint consistent en des ramollissements, des déviations, des fractures, des tumeurs, etc., qui les unes sont occasionnées par des causes externes, — des coups, des chutes, — les autres sont une conséquence de la constitution et viennent comme spontanément.

Toutes les maladies du tissu osseux ont beaucoup de gravité ; mais il faut considérer comme plus dangereuses celles qui tiennent à la constitution des animaux. Les plus graves sont celles qui siégent aux membres et près des articulations. En parlant des diverses régions, nous avons indiqué celles — le jarret, le canon — dont los os sont le plus souvent malades.

IV. — TISSU CUTANÉ, TISSU PILEUX, TISSU CORNÉ.

C'est la peau qui produit le tissu pileux et le tissu corné que nous étudions dans le même paragraphe. Quand la peau est malade, les poils qui y adhèrent et l'ongle qui en provient, sont rarement sains : les poils sont hérissés, roides, et l'ongle se déforme.

Dans les animaux en bonne santé et en bon état, la peau est souple, unie dans toute son étendue et adhère modérément aux tissus sous-jacents. Elle est souple, à poil brillant, dans les animaux bien nourris et tenus proprement, — mais plus encore sur les chevaux *entiers* que sur les chevaux hongres.

Doivent être considérés comme des causes de dépréciation, les crevasses, les épaississements, les indurations, la présence de verrues, toutes les altérations en un mot, surtout quand elles siégent sur les parties qui sont en rapport avec les harnais.

Dans le cheval, les maladies de la peau les plus fréquentes se font remarquer sur les côtes, sur le bord supérieur de l'encolure, et à la partie inférieure des membres, surtout chez les chevaux qui ont les crins abondants et la peau épaisse, plissée.

Beaucoup de maladies de la peau, la chute du poil, la gale, les dartres, sont sans gravité. Cependant comme on ne vend en général que des animaux propres et en bon état, l'acheteur est fondé à supposer que ces affections sont difficiles à guérir quand elles existent sur des chevaux exposés en vente.

Les plaques dépourvues de poils appelées lisses, qu'on observe souvent à la tête, aux organes génitaux, à l'anus, sans diminuer l'aptitude des animaux à travailler, les déprécient. On doit exclure de la reproduction les animaux qui présentent cette particularité sur de larges surfaces.

Parmi les cicatrices, les tares, qu'on remarque sur la peau des chevaux, il faut distinguer celles qui proviennent de plaies accidentelles, de celles qui sont la suite des sétons, des vésicatoires, du feu.

Les suites des sétons déprécient les animaux quand elles existent à la tête, à l'encolure. On doit supposer que ces exutoires ont été employés contre des affections des yeux ou du cerveau, qui laissent souvent des traces indélébiles.

Il faut savoir aussi que les maladies contre lesquelles on fait usage de vésicatoires sur les côtes et sous la poitrine, laissent souvent dans les plèvres, le péricarde et le poumon, des lésions incurables qui prédisposent les animaux de travail aux affections de ces viscères.

CHAPITRE VIII

DES FONCTIONS

On appelle *fonction* un acte vital accompli par un organe ou par un appareil d'organes. La digestion est une fonction qui a pour instrument l'appareil digestif et pour but l'élaboration des aliments.

Toutes les fonctions doivent s'exécuter régulièrement et avec une activité moyenne.

§ 1. De la respiration.

Cette fonction comprend des phénomènes physiques et des phénomènes chimiques. Les premiers seuls intéressent au point de vue du choix des animaux; ils se composent d'un mouvement de dilatation de la poitrine pendant lequel l'air pénètre dans cette cavité : c'est l'*inspiration;* et d'un mouvement de resserrement qui chasse ce fluide hors du corps : c'est l'*expiration.*

La respiration ne peut être interrompue sans entraîner la mort.

Dans l'état de santé, il y a de 10 à 14 inspirations par minute. Le nombre en est plus considérable dans les petits animaux que dans les grands, dans les femelles que dans les mâles, dans les jeunes sujets que dans les vieux ; les mouvements se font alternativement, avec régularité et sans bruit ; ils ont lieu sans précipitation, excepté pendant les exercices violents.

Dans toutes les maladies, ils sont généralement accélérés, souvent irréguliers, et quelquefois bruyants. Leur accélération, dans l'état pathologique, est même presque toujours en rapport avec la gravité du mal. Ce n'est pas sans raison qu'on appelle la respiration le *miroir de la santé*, car tous les dérangements un peu sensibles des fonctions, réagissent sur les phénomènes respiratoires.

On constate la dilatation et le resserrement de la poitrine aux mouvements des *ailes du nez* et de l'*anus*, qui rentre pendant l'expiration et devient saillant pendant l'inspiration. Mais ce sont les mouvements du *flanc* que l'on examine le plus souvent, en se plaçant à côté de l'animal et un peu en arrière de cette région.

Les maladies qui troublent gravement les phénomènes respiratoires ne permettent généralement pas d'exposer en vente les animaux qu'elles affectent.

Pousse. — L'irrégularité des phénomènes respiratoires est quelquefois produite par des maladies aiguës et disparaît avec ces maladies ; d'autres fois elle est la conséquence de lésions chroniques du cœur, des gros vaisseaux sanguins, du poumon, etc. Dans ce cas, elle persiste toujours et peut exister avec une apparence de santé qui permet d'exposer les animaux en vente.

L'irrégularité est désignée sous le nom de *pousse* quand

elle se présente avec le caractère suivant : le mouvement d'expiration, au lieu de se faire d'une manière continue, est entrecoupé par un temps d'arrêt, une très-petite inspiration, une espèce de secousse, que l'on appelle *soubresaut*, *coup de fouet*.

On peut constater le soubresaut au nez et à l'anus. C'est, avons-nous dit, au flanc qu'on le reconnaît avec le plus de facilité : l'irrégularité qui constitue le soubresaut est surtout sensible pendant que les animaux mangent l'avoine et quand ils ont été exercés à une allure un peu rapide : il faut toutefois les exciter avec modération, afin de ne pas produire la confusion dans les mouvements respiratoires.

En pressant la gorge des chevaux poussifs, on provoque une toux sèche, particulière et *sans rappel*. C'est-à-dire que les animaux ne font pas entendre, après avoir toussé, le ronflement que rendent, en pareille circonstance, ceux qui ont la poitrine saine et la respiration normale.

Cornage, sifflage. — Dans l'état physiologique, la respiration est tranquille et se fait sans bruit. Le bruit qu'elle produit dans certains cas provient d'un état anormal.

Les bruits respiratoires un peu intenses, même la toux, ne permettent pas d'exposer les chevaux en vente. Le cornage chronique, plus ou moins intermittent, et qui ne se produit que lorsque les animaux sont exercés, fait cependant exception.

C'est un bruit que font entendre certains chevaux et que l'on a comparé au son d'une corne. Il peut dépendre, ou d'un polype placé dans les cavités nasales, ou d'un rétrécissement dans ces cavités, ou d'une lésion du larynx, ou d'une déformation de la trachée-artère.

On reconnaît le cornage en faisant trotter les animaux

soit montés, soit attelés; mais comme le bruit propre au cornage peut être produit accidentellement par un mauvais collier, par une sous-gorge trop serrée, il faut, avant d'essayer un cheval, s'assurer que la bride, le licou ou le collier, ne le gêne pas.

On appelle *cornard*, le cheval affecté du cornage. Le cornage est quelquefois aussi le symptôme d'une maladie aiguë, d'une angine. Dans ce cas, il disparaît avec la maladie qui l'a occasionné et il n'est pas rédhibitoire; quand le cornage existe avec une affection aiguë, l'expert qui est chargé d'examiner le cheval, objet d'une contestation pour ce vice, demande la mise en fourrière de l'animal et ne se prononce que lorsque l'affection aiguë a disparu.

Toutes les fois que la respiration fait entendre un bruit, soit dans les cavités nasales, soit dans le larynx ou dans la poitrine, elle est anormale et il y a une lésion plus ou moins grave dans l'appareil respiratoire; il ne faut jamais acheter un animal dont la respiration ne s'exécute pas régulièrement.

§ 2. De la circulation.

Ce mot exprime le mouvement qu'éprouve le sang pour aller du cœur à la périphérie du corps en parcourant les artères, et pour revenir à son point de départ en progressant dans les veines.

Nous apprécions ce mouvement en explorant le pouls au cœur, et plus souvent aux artères superficielles.

Dans l'état physiologique, les mouvements du cœur et ceux des artères qui en sont la conséquence, se font à peu près régulièrement et avec peu de force. On ne peut les sentir qu'en appliquant attentivement la main sur les côtes en arrière du coude gauche ou en pressant légèrement avec les doigts une grosse artère.

Dans le cheval, le pouls bat de trente-cinq à quarante fois par minute, plus souvent dans les jeunes animaux que dans les vieux, dans les petits que dans les grands, et dans les femelles que dans les mâles.

Toutes les souffrances réagissent sur la circulation, rendent le pouls plus fréquent, plus fort ou plus petit, quelquefois irrégulier ou inégal.

Notre confrère M. Minot, a proposé l'étude du pouls au point de vue du choix des chevaux. Le pouls varie, en effet, par sa vitesse, sa force, sa plénitude, selon que les animaux sont mous ou vifs, lymphatiques ou sanguins, patients ou irritables, doux ou emportés, mais les différences qu'il présente ne peuvent être appréciées que par des hommes très-expérimentés et sur quelques animaux seulement.

Les maladies des organes centraux de la circulation, du cœur, des grosses veines, des grosses artères, sont les seuls défauts que les acheteurs puissent reconnaître par l'exploration des phénomènes circulatoires. Dans ces affections, les mouvements du cœur impriment quelquefois aux parois pectorales des secousses visibles et très-sensibles à la main appliquée sur les côtes. Le pouls est alors irrégulier et les mouvements du cœur sont sensibles jusque dans les vaisseaux sous-cutanés. Le sang présente dans les veines jugulaires des ondulations qui constituent ce qu'on appelle le *pouls veineux*.

Il faut rejeter tout cheval affecté d'une lésion quelconque des organes de la circulation : il est incapable de travailler.

§ 3. De la digestion.

On peut se rendre compte de la manière dont s'exécute cette fonction par l'auscultation des cavités abdominales et par l'examen des excréments.

Les bruits, *borborygmes*, qui se font entendre dans l'abdomen, indiquent le plus souvent une disposition à mal digérer, à être affecté de diarrhée et quelquefois d'indigestions.

Les *excréments* doivent être réunis en crottins d'une consistance moyenne. S'ils sont trop durs, de couleur foncée, ils indiquent un cheval échauffé ; s'ils sont mous, mi-fluides, l'animal a la diarrhée. En général, des excréments mous, surtout s'ils contiennent des aliments incomplétement digérés, indiquent des animaux qui digèrent mal et qui profitent peu de la nourriture qu'ils consomment.

L'*odeur fétide* que répandent certains chevaux par le nez et par la bouche, indique quelquefois des foyers purulents dans la tête, la carie des dents, des dépôts de matières alimentaires dans des réservoirs anormaux, ou des altérations de la salive. Toutes ces causes ne peuvent affecter qu'indirectement les fonctions digestives; mais si, en regardant l'âge d'un cheval, on sent qu'il répand une mauvaise odeur, on ne l'achètera pas sans connaître la cause de l'infection, afin d'en apprécier la gravité.

La *perte de l'appétit* ou la *voracité* peuvent tenir à des causes très-diverses. Il est rarement possible de les apprécier quand on choisit un cheval, mais il ne faut pas ignorer qu'un bon appétit est une condition sans laquelle il n'y a pas de bons chevaux.

§ 4. De l'innervation.

La sensibilité doit être moyenne dans les animaux de travail : un cheval qui se défend, ou même qui s'excite à la moindre menace, à la suite d'un léger coup, à un léger bruit, est d'un service désagréable, comme celui qui ne répond ni au coup de fouet ni à la voix.

La sensibilité extrême, la douleur d'une partie, doit toujours attirer l'attention sur l'organe qui souffre.

Deux maladies du système nerveux peuvent exister sur des animaux exposés en vente. Elles sont rédhibitoires.

L'ÉPILEPSIE est assez rare et elle ne se manifestera probablement pas au moment où on marchandera un animal. Cette terrible maladie s'annonce par des convulsions, par des mouvements désordonnés des organes de la mastication, par de l'écume qui sort de la bouche, par la chute des malades. Cependant les animaux ne tombent pas toujours pendant les accès. Si après l'achat d'un cheval on apercevait quelques-uns de ces phénomènes insolites, si on remarquait des plaies, des cicatrices sur les tempes ou sur d'autres parties saillantes du corps, on devrait se mettre en règle au point de vue de la garantie, qui est de trente jours pour ce vice.

L'IMMOBILITÉ est beaucoup moins rare. Elle est même assez fréquente sur les chevaux âgés, irritables, qui ont mangé beaucoup d'avoine; sur ceux qui ont été affectés de vertige.

Elle s'annonce par des accès d'irritabilité, de folie, provoqués par les contrariétés, quelquefois par le plus léger exercice si les animaux ne sont pas disposés à le faire. Le cheval immobile ne recule pas ou recule difficilement; il a les yeux fixes et les oreilles peu mobiles; il se montre indifférent à tout ce qui se passe autour de lui. Si on passe une de ses jambes de devant par-dessus l'autre, il reste dans cette position. Attaché à la crèche après un exercice même léger, il prend du foin, le mange avec avidité et puis cesse tout à coup de manger; il conserve entre ses dents une bouchée de foin, restée en partie hors de la bouche. Il faut se méfier des chevaux immobiles, ils sont susceptibles de s'emporter, de se renverser, de briser les harnais, et comme l'homme ne peut exercer aucune influence sur eux, les plus graves accidents, la mort du conducteur, peuvent être la conséquence de ce vice.

Éparvin nerveux, éparvin sec. — Cette affection consiste en une contraction brusque des muscles releveurs des membres postérieurs. Les chevaux relèvent le membre malade par un mouvement prompt, convulsif, comme si le pied avait été en contact avec un corps brûlant. Mal incurable.

Tics. — On appelle tics, des habitudes particulières que contractent certains chevaux. Les tics peuvent être produits par des altérations organiques, et en particulier par des lésions de l'estomac.

Tic sur la mangeoire. — Certains chevaux appuient et frottent leurs incisives contre les crèches et contre les autres corps durs qui sont à leur portée; ils usent ces dents en biseau. Ces chevaux ont le *tic avec usure des dents*, vice qui n'est pas rédhibitoire : il est apparent.

Ce tic, comme celui qui consiste à mordre la mangeoire perpendiculairement et sans user les dents, se remarque souvent sur des animaux affectés de lésions organiques de l'estomac. C'est donc un défaut grave. Il est bien rare que le tic existe sans qu'il y ait dans les dents des éclats, des inégalités, ou de l'usure produite par le frottement. Il faut à cause de cela bien examiner les dents d'un cheval qu'on achète et ne pas s'en charger sans une *garantie conventionnelle*, si les dents présentent des éclats, de l'usure.

On appelle encore *tiqueurs* les chevaux qui ont des habitudes anormales. On dit qu'un cheval a le *tic de l'ours* quand il se balance de droite à gauche comme le font souvent les ours. Ce tic est désagréable. On a vu des chevaux avoir le *tic de manger de la terre*.

§ 5. Des sécrétions et des exhalations.

Les divers produits sécrétés ou exhalés doivent, les uns se perdre insensiblement, les autres être rejetés du corps à certaines époques.

Les liquides qui se forment dans les voies respiratoires se perdent par le nez sans être apparents dans l'état normal. Quand ils deviennent trop abondants, ils constituent un écoulement appelé *jetage*, dont nous avons parlé à l'article naseaux (page 25).

Sécrétion urinaire. — L'évacuation des urines se fait rarement dans les animaux en santé, surtout quand ils transpirent et pendant les temps secs. Dans la maladie appelée *pisse*, les urines sont très-abondantes et rendues très-fréquemment. C'est une grave maladie, non rédhibitoire, que l'on a quelquefois vue sur des chevaux exposés en vente.

Sécrétion salivaire. — La salive n'est produite en grande quantité que pendant la mastication, et elle est avalée avec les aliments qu'elle a imprégnés. Entre les repas, elle n'est abondante que quand la sécrétion en est accrue par une cause particulière. Elle coule alors hors de la bouche. On n'expose pas en vente des chevaux qui sont dans cet état.

Il peut arriver qu'en faisant des opérations sur la région de la parotide, on blesse cette glande, on coupe quelques-uns de ses canaux. Une fistule peut être la suite de cette blessure, et la salive coule alors à l'extérieur ; la fistule peut aussi être produite par un séton, un cautère employé contre une maladie des yeux. C'est toujours un cas très-grave, quelle qu'en soit la cause.

§ 6. Des allures.

Pour bien apprécier un cheval, il faut se rendre compte de la manière dont s'exécutent les allures les plus ordinaires ; c'est-à-dire savoir dans quel ordre se meuvent les membres pour exécuter la locomotion.

On distingue dans le jeu de chaque membre, pendant la progression, quatre temps qu'il suffira de nommer : le *lever*, le *soutien*, le *poser* ou la *battue* et l'*appui ;* pour simplifier, on peut même ne distinguer que deux temps, le *lever* ou *soutien* et le *poser* ou *appui*.

On appelle *allures artificielles*, celles que les chevaux ne marchent pas naturellement, qu'on leur apprend dans les manéges ; on les nomme encore *airs* : elles comprennent le *piaffer*, le *passage*, la *galopade*, le *terre-à-terre* que les chevaux exécutent en maniant près de terre, et la *cabriole*, la *pesade*, la *courbette* et la *ballotade* ou airs relevés.

Les allures naturelles sont divisées en régulières ou ordinaires, en exceptionnelles et en défectueuses.

Les chevaux commencent l'allure, quand ils sont libres et que les deux membres antérieurs sont sur la même ligne, ou par le membre droit, ou par le membre gauche ; mais ceux qui sont boiteux la commencent toujours par le membre souffrant. Si les deux membres sont inégalement avancés, celui qui est le plus en arrière, se lève le premier.

I. — ALLURES ORDINAIRES.

Les *allures ordinaires*, vulgairement *allures naturelles*, sont le pas, le trot et le galop.

PAS. — La plus commune, la plus ordinaire, le pas, consiste dans le déplacement alternatif des quatre membres qui s'élèvent dans l'ordre suivant : le membre antérieur droit, le postérieur gauche, l'antérieur gauche et le postérieur droit. Le membre antérieur droit recommence, et cette succession se continue jusqu'au moment où l'allure cesse. L'animal a fait un *pas complet* quand il a déplacé les quatre membres.

Ainsi les membres se déplacent par paires diagonales, mais chaque membre isolément ; il y a toujours deux pieds levés et deux pieds appuyés. Dans le cheval bien conformé qui va *un bon pas*, le pied postérieur vient occuper l'empreinte produite par le pied antérieur.

Il faut un examen attentif pour observer la succession de ces déplacements ; mais il est facile de reconnaître que sur les chevaux bien conformés ils ont lieu avec régularité, et que les quatre battues sont de même durée, égales, et espacées par des temps égaux. C'est tout ce qu'il importe de savoir quand on choisit un cheval.

TROT. — Quoique naturelle aussi, l'allure du trot n'est bien marchée que par les chevaux qui y ont été exercés.

Au point de vue de l'utilisation des animaux, surtout des chevaux de cabriolet et de diligence, c'est la plus intéressante; elle est plus rapide que le pas, et moins fatigante que le galop.

C'est à cette allure et à la précédente qu'on essaye généralement les chevaux qu'on achète.

Dans le trot, les membres se lèvent et se posent par paires diagonales ; l'antérieur droit avec le postérieur gauche, et l'antérieur gauche avec le postérieur droit. Les deux pieds de chaque bipède faisant le lever et l'appui simultanément, ne font entendre qu'une seule battue, rendant un son net.

Cette allure est plus *rapide* et plus *dure* que la précédente : les deux membres diagonaux en retombant à la fois sur le sol éprouvent une secousse qui réagit fortement sur le cavalier.

Le trot est dur aussi pour les chevaux. Ceux qui ont des parties malades dans les membres, témoignent des souffrances qu'ils éprouvent par la claudication.

C'est l allure qui fait le mieux connaître les boiteries ; l'appui se faisant brusquement, rend sensibles même les douleurs légères. Instinctivement, le cheval pose plus doucement le pied souffrant; l'appui des deux membres cesse de se faire simultanément et produit un son qui traîne (p. 147).

Galop. — Dans le galop, les quatre membres se meuvent en deux, en trois ou en quatre temps, d'où résultent trois allures différentes, très-rapides mais fatigantes.

Galop à deux temps, ou galop en deux temps. — Dans ce galop, les deux membres antérieurs commencent le pas en se portant en avant, et les deux postérieurs le terminent en poussant par leur détente subite le corps selon la même direction. Ce galop consiste en une succession de sauts en avant. C'est l'allure des chevaux de course sur l'hippodrome. On l'appelle encore *galop de course*.

Galop à trois temps, ou galop ordinaire. — Le premier temps est exécuté par le membre antérieur droit, le second par l'antérieur gauche et le postérieur droit, et le troisième par le postérieur gauche. Il y a donc trois levers. Il y a aussi trois battues, mais elles ont lieu selon un ordre inverse de celui des levers. C'est d'abord celle du membre postérieur gauche ; en second lieu celle du postérieur droit et celle de l'antérieur gauche confondues en une seule par leur simultanéité ; enfin troisièmement celle de l'antérieur droit, qui s'était levé le premier.

On dit que le cheval *galope à droite ou galope à gauche* selon qu'il commence l'allure par le pied antérieur droit ou par le pied antérieur gauche.

Le membre qui quitte le sol le dernier, le membre postérieur gauche quand le galop commence à droite, se fatigue beaucoup plus que les autres ; avant de se lever, il supporte seul le poids du corps, et quand il retombe à terre le premier, il le supporte encore seul.

Pour conserver les chevaux qu'on soumet au galop à trois temps, on les fait galoper tantôt à droite, tantôt à gauche, afin que la grande fatigue soit supportée, tantôt par le membre postérieur gauche, tantôt par le droit.

Galop à quatre temps, galop de manége. — Les quatre membres dans ce galop se lèvent successivement : l'antérieur droit, l'antérieur gauche, le postérieur droit et le postérieur gauche ; ce dernier fait la première battue, le droit postérieur la seconde, le gauche antérieur la troisième et le droit antérieur la quatrième.

Les chevaux ne marchent pas ce galop naturellement.

II. — ALLURES EXCEPTIONNELLES.

L'amble et le pas relevé rentrent dans cette catégorie. On a dit que ces allures se remarquent surtout sur de jeunes chevaux et sur des chevaux usés ; elles ne sont pas considérées de nos jours comme des signes de faiblesse. Elles sont généralement propres au contraire à certains chevaux fortement constitués, et si elles sont défectueuses aux yeux de beaucoup de personnes, elles sont préférées par d'autres au pas et au trot.

Quoi qu'il en soit, elles « ne dérivent de la nature que dans quelques chevaux ; mais on pourrait les apprendre à tous les poulains. »

L'AMBLE consiste dans le déplacement simultané des deux membres de chaque bipède latéral. Il y a, comme dans le trot, à chaque pas complet, deux levers et deux battues ; les pieds se lèvent et se posent par paires latérales.

Dans l'amble, le centre de gravité du corps est porté alternativement d'un côté à l'autre du plan médian ; le cheval éprouve ainsi un balancement de droite à gauche qui rend l'allure douce, peu fatigante pour le cavalier ; elle est cependant rapide, car le cheval ne prévient sa chute sur le côté dont les membres sont levés qu'en précipitant leur action pour les faire arriver rapidement à l'appui.

Le PAS RELEVÉ ou HAUT PAS est une allure plus exceptionnelle que l'amble. Les quatre membres se meuvent par paires diagonales comme dans le trot, et successivement, de sorte qu'il y a quatre battues comme dans le pas ; mais elles ont lieu suivant un ordre particulier : les deux pieds de chaque bipède diagonal exécutent successivement leur battue. Le cheval à chaque pas fait entendre quatre foulées

« mais dont celles exécutées par chaque bipède diagonal seront plus rapprochées l'une de l'autre et feront entendre un bruit qu'on pourrait rendre, dit M. Mazure, par les mots *patra*, *patra*. »

Le pas relevé est propre aux chevaux qu'on appelle en Normandie *bidets d'allure*. Quand ils ne le marchent pas naturellement, on les y habitue en attachant leurs membres deux à deux, par paires diagonales, avec des cordes qui vont de l'avant-bras au-dessus des jarrets.

Malgré son nom, cette allure n'est pas relevée ; les chevaux qui la marchent sont plus exposés à raser le tapis que les trotteurs. « Ils sont moins propres à faire des courses dans les chemins de traverse. »

III. — ALLURES DÉFECTUEUSES.

Ces *allures* sont exécutées par quelques chevaux usés. Nous citerons l'aubin et le traquenard.

Dans l'AUBIN, les chevaux galopent de devant, c'est-à-dire lèvent les deux membres antérieurs simultanément comme dans le galop, et trottent de derrière. Il y a trois battues : celle du pied gauche postérieur, celle du pied droit postérieur, et celle des deux antérieurs.

Les chevaux usés, qu'on pousse et qui ne peuvent ni trotter ni galoper, exécutent quelques pas à cette allure, mais ils ne la soutiennent que peu de temps.

Le TRAQUENARD ou *amble rompu* diffère de l'amble proprement dit en ce que les pieds de chaque bipède latéral se meuvent successivement. Il y a quatre battues, mais séparées par des intervalles inégaux. Les battues des deux pieds de chaque bipède latéral sont plus rapprochées que celles des pieds des deux bipèdes.

CHAPITRE IX

DES QUALITÉS

Nous entendons par *qualités*, la vivacité, la douceur, l'aptitude à saisir la volonté du cavalier ou du conducteur, et la force nécessaire pour résister à des exercices pénibles.

Par l'étude des formes, on reconnaît plutôt la *beauté* d'un cheval que sa *vigueur*, sa *douceur*, son *énergie ;* car, quoique ces dernières qualités soient le résultat de l'organisation, la conformation extérieure ne les dévoile pas toujours.

C'est par des essais, mais aussi en examinant la manière d'être des animaux, que l'on reconnaît leurs qualités.

La *vivacité*, l'*énergie* dans les mouvements, constitue une des plus précieuses de ces qualités. On peut supposer qu'elle existe dans l'animal dont les chairs sont dures, dont l'anus, petit plutôt que gros, est bien arrondi. Le cheval vif éprouve un besoin continuel d'agir, s'impatiente dans le repos et ne saurait rester dans l'inaction. A chaque instant, il crispe ses lèvres et se montre souvent impatient ; conduit à l'abreuvoir, il agite le liquide comme s'il ne voulait boire que de l'eau trouble.

Sa sensibilité est grande, et à la moindre excitation, la respiration s'accélère et le pouls devient vite et fréquent. Une oreille hardie, jouissant d'une grande mobilité, et un regard vif, indiquent aussi un cheval agile.

Des lèvres flasques, pendantes, un anus béant, une queue qui offre peu de résistance à la main qui la soulève, indiquent la *mollesse ;* si l'oreille est peu mobile, médiocrement dressée ou pendante, le cheval est encore sans énergie et même sans force. Les chevaux ainsi constitués ont d'ordinaire une grande tendance à prendre la graisse. Rien ne les émeut, le pouls est toujours calme, lent et rare.

Un œil couvert, des paupières froncées, un regard sombre, sont les caractères de la *méchanceté*. Le cheval qui veut mordre couche fortement ses oreilles en arrière.

Le cheval *doux* fait des mouvements vers l'homme qui l'approche, en le flairant, en remuant ses lèvres et en dirigeant ses oreilles en avant.

Presque toujours le cheval *intelligent*, qui comprend facilement les ordres de son maître, a le crâne ample, les yeux écartés et bas, les mâchoires relativement courtes, le haut de la tête large et les oreilles écartées l'une de l'autre. On le reconnaît encore à la direction du regard, à l'intérêt qu'il semble prendre à tout ce qui l'entoure. Il a les yeux sans cesse en mouvement. Il abaisse et relève alternativement les oreilles ; il tourne son encolure à droite et à gauche, comme s'il voulait parler ou demander quelque chose, disent les Arabes.

Une oreille souvent déplacée, portée de tous les côtés, surtout si le cheval regarde à droite, à gauche, en arrière ; une paupière supérieure froncée, formant presque un angle ; un regard tantôt fixe, tantôt incertain, indiquent un cheval *ombrageux*, *peureux*.

Résistance au travail. — Beaucoup de chevaux sont animés, en partant de l'écurie, d'une grande énergie qui ne se soutient pas. Leur force ne répond pas à leur bonne volonté. Pour indiquer des bêtes dures au travail, les signes de la vigueur doivent être réunis à une belle conformation. L'expérience seule peut dévoiler avec certitude cette précieuse qualité. C'est ce que les Arabes ont observé. Avec un cheval qui, arrivé à la couchée, disent-ils, se couche et urine, gratte la terre du pied et hennit à l'approche de l'orge, puis, la tête entrée dans la musette, commence par mordre avec force trois ou quatre fois de suite, les grains qu'on lui présente, on ne doit jamais s'arrêter en route.

Les qualités des chevaux, celles surtout qui constituent l'aptitude au travail, sont plus ou moins subordonnées à l'*état de santé*.

On reconnaît qu'un cheval se porte bien à son poil lisse et brillant, à sa peau souple et facilement appropriée, à son ventre d'un volume moyen, à son flanc plein, uni, à ses reins flexibles, s'abaissant quand on les presse. Les mouvements respiratoires sont réguliers, plutôt lents qu'accélérés — de douze à seize expirations par minute — et peu apparents quand les animaux ne sont pas excités ; enfin, les membranes muqueuses sont fraîches, humides et de couleur rosée.

Il importe beaucoup de tenir compte de l'état d'*embonpoint* des chevaux. C'est un indice de la manière dont les animaux ont été entretenus ; mais il faut aussi savoir distinguer la minceur du corps qui provient de la maigreur, de celle qui résulte de la conformation. Dans le cheval maigre, la peau est moins tendue, elle forme même des plis, et les tendons, les articulations, qui ne diminuent pas comme les muscles, peuvent faire pressentir ce que seraient ces derniers, si le cheval était en bon état. A l'ampleur du squeette, de la poitrine en particulier, on reconnaît toujours la constitution de l'animal, quel que soit l'état d'embonpoint.

Pour reconnaître si un cheval est en condition, les entraîneurs palpent les différentes parties du corps, celles surtout qui sont riches en parties charnues, où abondent d'ordinaire les tissus blancs et les matières grasses. Les chairs sont-elles fermes, résistantes, d'une élasticité parfaite, le cheval est en état de courir. Existe-t-il encore au-dessous de la peau des matières molles, les chairs ne réagissent-elles que lentement contre la main qui les presse, avant de paraître sur l'hippodrome, il a besoin de frictions, de suées, de purgatifs, pour débarrasser les tissus des fluides qui les gorgent.

Pour bien apprécier un cheval, il faut tenir compte de sa nourriture ; il y a des propriétaires qui n'ont jamais de mauvais chevaux et d'autres qui en ont rarement de bons. Un cheval ne possède toutes ses qualités que s'il a été abondamment nourri avec des aliments de bonne nature. Il nous suffira de rappeler que les chevaux de plusieurs de nos provinces où l'on ne donne pas de grains, sont lents, et ne rendent de bons services que lorsqu'ils sont *engrainés;* les chevaux naturellement ardents sont indomptables quand ils reçoivent de fortes rations d'avoine.

CHAPITRE X

DES ROBES ET DU SIGNALEMENT DES ANIMAUX

Au point de vue du choix des animaux de service, l'étude des robes est sans intérêt : celui qui achète un cheval le prend selon son goût, blanc ou noir, sans s'inquiéter des définitions données par les auteurs.

Il en est à peu près de même pour le producteur et pour l'éleveur. Quand ils choisissent un étalon ou un poulain, ils n'ont rien de mieux à faire qu'à donner la préférence aux couleurs qui sont à la mode, à celles des races les plus estimées et les plus recherchées par les consommateurs; car dans tout ce qu'on a dit sur le rapport des couleurs avec certaines qualités et certains défauts, il n'y a rien de démontré : *de tout poil, il y a de bons chevaux*.

Le cultivateur et l'industriel n'ont besoin de connaître les expressions employées pour désigner les robes qu'afin de pouvoir rédiger ou interpréter un signalement. C'est une affaire de méfiance, une précaution pour ne pas être trompé.

Les hippiatres divisent les robes en *simples* et en *composées*. Dans les premières, tous les poils sont de même couleur, et dans les secondes les couleurs sont mélangées.

8.

§ 1. Des robes simples.

Ce sont le *blanc*, le *noir* et l'*alezan*.

Le *blanc* est distingué en :

Blanc mat.	Blanc soupe au lait.
— sale.	— café au lait.
— argenté.	— porcelaine.

Ce dernier est le blanc qui reflète une teinte bleuâtre ; les autres expressions n'ont pas besoin d'être définies.

Le *noir* est distingué en :

Noir franc.	Noir mal teint.
— jaïet.	

L'*alezan* ou l'*alzan*, est caractérisé par une teinte rouge ou jaune ; on le distingue en :

Alezan clair.	Alezan châtain.
— fauve.	— marron.
— cerise.	— brun.

Le *souris* ou *ardoisé* est le poil qui reflète la teinte grise de la souris ou de l'ardoise.

Le *louvet*, celui qui est fauve, grisâtre, couleur du loup.

§ 2. Des robes composées.

Elles forment plusieurs groupes.

Robes baies. — Ce sont les poils alezans, rouges ou jaunes, avec les membres et les crins de l'encolure et de la queue, de nuance plus foncée, noirs ou bruns.

On distingue :

Le bai cerise.	Le bai marron.
— châtain.	— brun, etc.

On appelle *alezans poil de vache*, *bais poil de vache*, les alezans et les bais dont la crinière et la queue sont *pâles* jaunâtres.

Le blanc et les autres couleurs se mélangent de deux manières principales : de là les robes *pies*, les robes *grises* et les robes *rouans*.

Les robes *pies* sont formées de plaques blanches et de plaques noires ou rouges. On les distingue en *pie noir et blanc*, *pie noir et rouge*, selon les nuances.

Quand le blanc est confusément mêlé au noir, les poils sont dits *gris*. On distingue le

Gris clair.	Gris étourneau.
— foncé.	— ardoisé.
— de fer.	— sale.

Lorsque la robe présente à la fois des poils noirs, des poils blancs et des poils rouges, elle est dite *aubert* si les membres sont de même couleur que le corps, et *rouan* s'ils sont noirs.

On distingue le rouan, comme l'aubert, en

Clair.	Vineux.
Foncé.	

§ 3. Particularités relatives à la couleur des poils.

Lorsque sur une couleur se présentent par plaques des nuances plus claires, on appelle la robe *pommelée*. Le *gris pommelé* est commun.

Si les plaques sont plus foncées que le fond de la robe, celle-ci est dite *miroitée*. Le caractère miroité se remarque assez souvent sur les chevaux gris et les bais.

Si les taches, plus ou moins foncées que le fond de la robe, sont disposées en lignes parallèles comme celles du zèbre, le cheval est dit *zébré*.

Si elles sont irrégulières et fortement nuancées comme dans les tigres, *tigré;*

Si irrégulières, confuses, peu marquées, comme faites avec un tison, *tisonné;*

Si petites, rougeâtres, comme celles de la truite, *truité;*

Si les plaques rouges sont plus grandes, *fleur de pêcher;*

Si, noires ou brunes, les taches ressemblent à des mouches posées sur un corps blanc, *moucheté;*

On appelle *neigé* le cheval de couleur foncée qui présente en différentes parties du corps des taches blanches ressemblant à des flocons de neige.

Rubican celui qui a seulement quelques poils blancs disséminés sur le fond de la robe.

Zain. — C'est le nom du cheval dont la robe ne présente pas un seul poil blanc.

Isabelle. — On appelle ainsi les robes jaunes ou jaunâtres avec une raie brune sur le milieu de la croupe et du dos. Une semblable raie s'observe souvent sur les ânes et les mulets; aussi donne-t-on le nom d'*isabelle avec raie de mulet* aux chevaux qui la présentent.

Le cheval *marqué en tête* est celui qui a une plaque blanche sur le front. Cette plaque est dite *pelote* si elle est ronde, *étoile* si elle présente des angles saillants. Si le blanc se prolonge sur le chanfrein, le cheval est appelé *belle face*, et on dit qu'*il boit dans son blanc* quand la plaque blanche se continue jusqu'au bout des lèvres. On la nomme *liste* quand elle est étroite.

Balzanes. — On désigne ainsi les plaques blanches de l'extrémité inférieure des membres. On les différencie d'après l'étendue qu'elles occupent : *trace de balzane* quand la tache blanche n'occupe qu'une face du membre ; *balzane*, si elle entoure tout le membre. On appelle *chaussée haut* le cheval dont les balzanes s'élèvent jusqu'au genou ou au jarret ; on distingue encore les balzanes en désignant le membre ou les membres sur lesquels elles se trouvent ; ainsi on dit *balzane au pied droit antérieur*, ou au *bipède postérieur*.

Tête de more est la qualification du cheval dont la tête est plus brune que le restant du corps.

On dit qu'un cheval a des *marques de feu* quand il a des plaques roussâtres aux lèvres, aux flancs, aux fesses ; si la plaque est brune, fauve et placée à l'extrémité de la tête, il est appelé *nez de renard*.

Taches accidentelles. — On désigne par cette qualification les plaques de poils blancs qui viennent souvent sur le dos, les côtes, l'épaule, le genou, à la suite des plaies.

§ 4. Particularités relatives à la disposition des poils.

Épi. — C'est le nom d'une partie du corps couverte de poil remontant et située sur un endroit couvert de poil descendant. On remarque souvent des épis au milieu du front, sur les faces de l'encolure, sur le poitrail, etc. On appelle *molettes* les parties couvertes de poils rebroussés qui représentent une plaque ronde, une étoile.

Ladres. — Les taches blanches et presque dénudées de poil qu'on voit aux lèvres, au scrotum, aux paupières, à la vulve, etc., des chevaux, sont appelées *ladres*.

Moustaches. — On donne ce nom à des poils longs, roides, recourbés, disposés en touffes allongées placées sur les lèvres.

Au point de vue du signalement des animaux, les particularités diverses, nous n'indiquons que les plus communes, sont aussi intéressantes à noter que les robes ou couleurs des poils ; car la plupart sont indélébiles et on ne doit indiquer que celles qui présentent ce caractère, tandis que la couleur est très-difficile à indiquer exactement de manière à se faire comprendre, d'abord parce que les auteurs ne sont pas d'accord sur les expressions qui conviennent pour indiquer les diverses nuances de la robe, et ensuite parce que le poil change selon les saisons, les âges, la manière dont les animaux sont gouvernés.

§ 5. Rédaction d'un signalement.

Les signalements doivent donner une description complète et exacte des chevaux ; en indiquer

Le sexe,
La race,
Le service auquel ils sont aptes.
La robe,
L'âge,
La taille,

enfin et surtout, les particularités diverses congéniales ou acquises, pourvu, bien entendu, qu'elles ne soient pas de nature à disparaître. Ainsi on écrit :

Cheval hongre, de race normande, propre au cabriolet, âgé de 7 ans, de la taille de 1 mètre 65, mesuré sous potence, sous poil bai brun, marqué en tête, balzane au membre postérieur gauche avec une tache noire sur la face externe du paturon. — Anglaisé, ladre à l'anus.

Dans les régiments et dans les grands établissements, on inscrit les chevaux sur un registre matricule et on donne à chaque cheval un *nom*, et un *numéro* qui est gravé sur le sabot.

RÉGIMENT DE. . . .

N° M[le] 226. DÉGOURDI, cheval, 12 ans ; 1 mètre 49 cent. à la chaîne ; isabelle sans raie de mulet ; marque en tête prolongée par une lisse ; ladre à la lèvre inférieure ; balzanes aux membres gauches, la postérieure plus haut chaussée ; taches accidendelles au garrot, côté gauche.

N° M[le] 42. VICTOIRE, jument, 5 ans, 1 mètre 53 cent. ; bai châtain, miroité ; en tête prolongé par une large lisse terminée par du ladre entre et dans les nascaux ; ladre à la lèvre inférieure ; balzane postérieure droite, dentelée et herminée.

On dit qu'un signalement est incomplet quand il ne renferme que les caractères principaux de l'animal ; le sexe, la taille, l'âge et la robe. Un signalement, même complet, ne fait pas toujours reconnaître avec certitude le cheval *signalé*. Il faut donc, dans tous les cas, le faire aussi complet que possible, en inscrivant tous les signes particuliers que présente l'animal.

CHAPITRE XI

EXAMEN DU CHEVAL EXPOSÉ EN VENTE

Ce sujet est essentiellement pratique. Il s'agit de faire l'application des préceptes que nous venons d'exposer.

En approchant le cheval, nous le supposons dans son écurie, on évitera autant que possible de l'effrayer, afin de l'examiner dans les positions qui lui sont le plus naturelles.

On donnera d'abord un coup d'œil à l'ensemble du corps, à la taille, et l'on portera son attention sur les membres. Si l'animal ne s'appuie que sur trois membres et que le quatrième soit fléchi et tenu hors de la ligne d'aplomb, on le remarquera : il est possible qu'il soit sain, mais sa position est un signe de faiblesse, et il faudra en examiner le jeu avec soin quand on fera marcher le cheval.

La manière dont le cheval porte la tête, tient les oreilles et mange, n'est pas indifférente. Tire-t-il le foin avec énergie, a-t-il les oreilles dressées, les porte-t-il, ainsi que la tête, du côté d'où lui vient du bruit, c'est un signe de force et d'intelligence; tandis que l'abandon de la tête sur la crèche ou son soutien par la longe, l'indifférence de l'animal à ce qui l'entoure, sont des signes de mollesse et d'inaptitude au travail.

On examinera ensuite la poitrine, le flanc et l'œil, principalement la pupille, pour avoir plus tard des points de comparaison.

Cette inspection terminée, on fera sortir le cheval, et pendant qu'il se retournera, on observera les quatre membres ; si l'un d'eux fléchit au moment où il est appuyé sur le sol, on le remarquera pour l'examiner plus tard.

Quand le cheval sera arrivé vers la porte, on regardera de nouveau les yeux : la pupille devra se resserrer à mesure que la lumière arrivera plus vive sur l'œil.

C'est alors qu'il faut examiner aussi le nez, l'auge, et les dents pour reconnaître l'âge.

Après cet examen, on laissera conduire le cheval dehors sans faire aucune observation ; mais on remarquera la manière dont il est placé par le vendeur. Presque toujours la partie du cheval qui vous sera présentée est celle qui peut le mieux supporter l'examen. Après avoir fait enlever tous les harnais, sauf un licol très-simple, vous ferez conduire l'animal dans l'endroit qui vous paraîtra le plus convenable pour pouvoir en visiter toutes les parties sans le faire changer de place.

Après un coup d'œil à l'ensemble, vous commencerez votre examen par la tête, je suppose, et vous suivrez exactement toutes les parties, en faisant le tour de l'animal. Il faut non-seulement regarder, mais encore toucher la nuque, le dos, les reins, soulever la queue, palper les tendons de haut en bas, lever les quatre pieds, voir si l'animal est doux, etc.

Après cette visite, on fera marcher l'animal successivement au pas et au trot, conduit par la longe d'abord, et ensuite monté ; presque toujours on borne l'essai à ces deux allures. On se sert du collier et de la voiture quand on veut savoir si l'animal reçoit bien les harnais, s'il est *franc du collier*, s'il tire sans se rebuter, et s'il est docile à la main qui le conduit.

On fera l'essai sur un pavé ou sur un sol dur, mais uni et non glissant, afin que si le cheval présente des défectuosités dans ses allures, elles ne puissent être attribuées qu'à l'imperfection de ses organes.

Autant que possible, on aura soin de faire conduire le cheval par une personne qui ne sera pas intéressée à en cacher les défauts, qui aura soin de lui donner beaucoup de longe et de le traiter avec douceur.

Ces précautions sont souvent utiles : un homme expérimenté peut cacher une boiterie même assez forte. Le cheval qui est mené rudement, qui se croit menacé du fouet, qui est vigoureusement maintenu par une main brutale, est préoccupé de son conducteur, il oublie la douleur et marche droit, quoique souffrant d'une affection qui le fait boiter quand il est libre.

En faisant exécuter des mouvements désordonnés à un cheval, en provoquant des ruades, ou en faisant soulever le train antérieur, on peut cacher de graves défauts et faire passer pour vigoureux un cheval qui n'est que capricieux.

Ces précautions prises, on fera partir le cheval au pas, en ayant soin de le regarder pendant qu'il s'éloigne et pendant qu'il revient. Lorsqu'on croit l'avoir assez vu ainsi, on le fait marcher de manière à pouvoir l'examiner de profil.

Après l'exercice au pas, on renouvelle l'examen au trot, et on le pratique avec les mêmes précautions.

Les boiteries, même légères, sont bien apparentes au moment où les animaux s'appuient sur le membre souffrant. Elles le sont surtout quand ils tournent sur ce membre, à cause du temps plus long pendant lequel dure l'appui, et quelquefois à cause du mouvement de rotation qui tiraille les tissus douloureux.

Le moment où le cheval que l'on examine se retourne pour revenir au lieu d'où il est parti, est donc le plus favorable pour voir s'il souffre d'un membre. Si on n'est pas bien expérimenté, on le fera se retourner des deux côtés, en ordonnant, si l'on a des doutes sur un membre, qu'on le fasse tourner sur ce membre. Si le membre souffre, il fléchira au moment où il fera la pirouette en supportant le poids du corps.

Il est même toujours prudent, quand on achète un cheval, de le faire aller pendant un certain temps au pas ou au trot sur une ligne circulaire d'un petit diamètre.

Il est difficile d'analyser, dans l'examen d'un cheval, les différents temps des allures ; mais on peut assez aisément reconnaître si elles se font d'une manière normale.

On remarquera facilement si dans le pas, par exemple, tous les pieds font entendre des sons semblables et si ces sons sont également espacés les uns des autres ; si, dans le trot, les deux battues rendent chacune un son net résultant de la chute simultanée des deux membres sur le sol, ou si le son est traîné, s'il rappelle celui que l'on fait entendre en prononçant la syllabe *tro*.

Lorsqu'un membre souffre, le mouvement en est borné, lent, et le pied correspondant est posé à terre avec précaution : il fait moins de bruit et reste appuyé sur le sol pendant moins de temps que le pied du membre sain correspondant. Il résulte de là une différence dans le bruit que font les pieds, et une inégalité dans les espaces de temps qui séparent les battues. Les personnes qui reconnaissent la plus légère boiterie en entendant seulement marcher un cheval ne sont pas rares.

Il n'est pas nécessaire de posséder la théorie des allures, pour reconnaître si chaque bipède latéral se meut selon un plan parallèle au plan médian du corps, ou si un des membres est rejeté à droite ou à gauche, ce qui prouverait que l'animal n'est pas d'aplomb. On dit que l'animal *billarde*, quand, au lieu de porter les pieds en avant selon une ligne droite, il leur fait décrire des arcs de cercle.

Il est encore facile de voir, en faisant l'examen de profil, si les quatre membres parviennent à la même hauteur, s'ils se meuvent avec symétrie, s'ils restent un temps égal sur le sol, et s'ils ne fléchissent pas au moment de l'appui.

On distingue encore facilement si un cheval qu'on examine par derrière se *berce;* si, au lieu de tenir le corps droit et la croupe selon une direction horizontale, il la balance d'un côté à l'autre, ce qui indiquerait, soit une douleur de la région lombaire, soit une faiblesse dans les articulations. Un léger balancement se fait toujours remarquer sur les chevaux épais, bien ouverts de derrière; mais ce balancement, peu sensible du reste, est un signe de force.

Enfin, chacun peut reconnaître également, avec la moindre attention, si le cheval se *coupe*, c'est-à-dire s'il frappe avec le membre qu'il déplace à chaque pas le boulet de celui qui est au repos, ce qui serait un signe de faiblesse ou de mauvaise conformation ; s'il *forge*, si, pendant la marche, pendant le trot notamment, les pieds postérieurs atteignent les membres antérieurs, ce qui indiquerait ou de la faiblesse, ou trop de brièveté du tronc, ou une mauvaise ferrure; si toutes les articulations fonctionnent convenablement, si elles se fléchissent aisément, si les épaules ne sont pas roides, *chevillées*, et si les pieds antérieurs sont portés assez en avant.

Enfin, si les jarrets sont souples, se fléchissent et s'étendent régulièrement ou s'ils se relèvent convulsivement à chaque pas, ce qu'on exprime en disant que le cheval *harpe*, qu'il est affecté d'*éparvin sec*.

L'exercice, et l'exercice seul, fait même reconnaître des affections autres que celles des organes de la locomotion. Nous citerons comme les plus communes : la pousse, le cornage (v. p. 119, 120), les affections du foie. On ne doit pas se borner à faire aller le cheval au pas, au trot, il faut le faire avancer et reculer alternativement, le contrarier même, afin de voir s'il est libre dans tous ses mouvements, si les jarrets sont souples, les reins solides; si l'animal n'est pas trop irritable, affecté d'immobilité, etc. (p. 124).

Après ces divers exercices, le cheval, si le lieu le comporte, est ramené dans son écurie, où, après lui avoir laissé prendre la position qui lui convient le mieux, on lui donne encore un coup d'œil pour chercher à confirmer ou à infirmer, d'après le port de la tête, la direction des oreilles et la position des membres, les observations antérieurement faites.

CHAPITRE XII

RUSES DES MAQUIGNONS

Pour comprendre l'utilité des précautions que nous venons de conseiller, il faut connaître les moyens qu'emploient certains marchands pour tromper les acheteurs. Quelques-unes de leurs ruses sont tellement grossières, qu'on ne les croirait pas possibles si on ne savait qu'elles ont été mises en usage; ceux qui les pratiquent y sont encouragés par cette indifférence qui nous porte à négliger les précautions les plus simples, parce qu'elles nous paraissent inutiles en raison de la facilité avec laquelle on peut reconnaître les actes contre lesquels elles devraient être dirigées.

Il y a aujourd'hui beaucoup de marchands parfaitement honnêtes auxquels on peut s'en rapporter quand on s'adresse à eux de confiance; mais lorsqu'on va choisir un cheval, l'examiner, soit dans une écurie, soit sur un marché, le vendeur, ou son domestique, se croit autorisé à faire valoir sa marchandise et à en cacher les défauts. Il se croit autorisé à agir envers les autres comme on a agi envers lui quand il était acheteur.

Mais si nous admettons d'honorables exceptions parmi les marchands, nous devons ajouter que les précautions conseillées dans ce chapitre, sont souvent fort utiles quand on achète à des cultivateurs.

Beaucoup d'éleveurs sont aussi madrés que les mauvais maquignons. Nous avons vu plusieurs fois des officiers des remontes acheter avec plus de confiance à des marchands qu'à des producteurs.

Dans tous les cas, c'est ici le lieu de dire : « Excès de précautions ne peut pas nuire. »

Du jour où les marchands (nous parlons de ceux qui tiennent des animaux de peu de valeur) reçoivent des chevaux, ils en commencent l'éducation. Ils se font craindre des animaux les plus indifférents. Après un court séjour dans leurs écuries, les chevaux ne peuvent voir approcher un homme sans exécuter les plus vifs mouvements : ils s'agitent, paraissent pleins d'ardeur.

Nous ne voulons pas décrire toutes les ruses des maquignons, rappeler qu'ils insufflent de l'air dans les salières pour masquer un signe de vieillesse ; que sur les chevaux noirs ils colorent le poil des tempes blanchi par l'âge ; qu'ils placent une éponge dans le nez pour cacher un jetage ; qu'ils introduisent du poivre ou du gingembre dans l'anus pour faire relever la queue et donner au cheval un air de distinction ; qu'ils cachent des ulcères à la gorge, au garrot, sur le dos, avec des brides, des surfaix, des couvertures... ; qu'ils se servent d'un bouchon de paille mis comme ornement, pour cacher une queue postiche ; qu'ils font marcher le cheval dans la boue pour cacher un crapaud ou des crevasses ; qu'ils rempliront de cire ou de mastic les fentes du pied ; qu'ils feront mettre un fer à planche pour cacher une maladie de la fourchette ; un fer à forts crampons pour élever un cheval trop petit ; qu'ils couvriront avec du cambouis et du poil soigneusement collé le genou couronné, etc., etc.

Nous ne rappellerons pas non plus leurs phrases hyperboliques sur les qualités de leurs animaux qu'ils ont vu élever, qu'ils connaissent depuis longtemps, qu'ils ont achetés de confiance d'un ami ; mais nous dirons qu'il ne faut jamais discuter avec eux, ni même contester leurs exagérations. Ne faites pas attention à leurs paroles, même quand ils vous font connaître un défaut de leur cheval : ils veulent détourner votre attention d'un défaut plus grave.

Le marchand fait toujours en sorte que ses chevaux soient en état de supporter l'examen d'un acheteur.

Si un cheval est affecté d'une boiterie à froid, on l'aura promené sur un terrain doux, et on vous le présentera suffisamment préparé pour faire sans boiter l'exercice auquel on soumet d'ordinaire les animaux que l'on achète.

Est-ce un cheval qui boite à chaud? Par des bains, des cataplasmes, par un long repos, on aura apaisé la douleur, et on pourra vous le présenter parfaitement redressé.

Souvent, par un régime rafraîchissant, par la saignée, on fait disparaître pour quelque temps les vieilles affections des organes pectoraux et on masque la pousse.

Avant de sortir le cheval, on ne manque jamais de lui donner le *coup de peigne*, et, bien entendu, on ne néglige rien de ce qui peut en augmenter l'apparence ; on mettra une couverture très-étroite sur le cheval trop court, et l'on en placera une qui laissera à peine voir l'extrémité de la croupe sur le cheval trop long ; une autre fois, une coiffe artistement arrangée paraîtra n'être qu'une parure, et sera en réalité destinée à relever les oreilles d'un cheval qui les porte mal.

Quand on sortira le cheval, on aura soin, s'il souffre d'un membre, de ne pas le faire tourner sur ce membre. Dehors, on le placera sur un endroit en pente, les pieds de devant plus relevés, pour faire paraître le garrot élevé.

Les marchands n'ont pas besoin, pour faire valoir leur marchandise, d'être dans leur établissement, où tout est disposé pour la *présentation* des chevaux; ils savent tirer parti de tous les accidents de terrain, et ils placent avantageusement leurs animaux, même dans le local où vous leur aurez dit de se rendre.

Le cheval est dehors et exercé, monté ou à la longe. S'il a un écart à une épaule, un effort aux lombes, une faiblesse à un jarret, il sera conduit de manière qu'il vous sera difficile de reconnaître son état. Poussé, retenu, torturé, il ne fera pas dix pas sans changer dix fois d'allure; il trottera, ou il galopera, ou il fera des sauts, mais vous ne pourrez ni comparer ses mouvements ni les juger.

Si le marchand conduit le cheval à la longe, il portera à sa main une pointe ou un bâton pointu qu'il tiendra près de la tête de l'animal; il le piquera au besoin pour le forcer à se relever, à prendre un air de vigueur, d'agilité. L'instrument ne sera peut-être pas employé devant l'acheteur. Le cheval est dressé, cela suffit.

« Ces gens-là, disait Garsault, ont une façon de conduire si étrange, qu'on ne peut rien découvrir, si on ne fait monter le cheval par quelqu'un de confiance. »

C'est dans les foires de campagne que les maquignons montrent leur grande habileté. La plupart ont été palefreniers chez des marchands; ils ont acquis une grande habitude des chevaux, et une habileté extrême dans l'art de les conduire; ils connaissent les précautions que prennent les acheteurs, et essayent toujours de les déjouer.

Les animaux sont-ils vicieux, on leur donne des spiritueux ou des narcotiques, du vin, de l'ivraie; sous l'influence de ces agents, les chevaux les plus difficiles deviennent doux, maniables; ils sont hébétés, ont l'œil fixe, l'air indifférent. On voit dans la Vendée des animaux qui perdent, en mangeant de l'ivraie dans les pâturages, la faculté de se conduire et tombent dans les fossés.

Ce qui peut permettre de soupçonner la méchanceté des animaux, ce sont les traces de l'action du serre-nez ou de la moraille qu'on a été obligé d'employer pour ferrer le cheval et pour le seller; si on a lieu, d'après le regard, la pose des oreilles, de soupçonner les animaux d'être méchants, ces cicatrices seront un motif de plus de se méfier.

Des ruses plus souvent pratiquées sont les suivantes. Si le marchand a un cheval rétif, sans être méchant, il ne le sortira jamais seul de la place qu'il occupe sur le champ de foire. Un compère ira toujours devant, comme pour essayer un autre cheval, il vous laissera sortir de la place où se trouve le cheval que vous marchandez, et vous ne vous apercevrez pas qu'il vous suit; mais aussitôt qu'on montera votre cheval pour l'essayer, il passera à côté monté sur le sien, et vous attribuerez à la vivacité de celui que vous marchandez ce qui n'est dû qu'à un caprice, au désir de suivre un camarade avec lequel il vit. Et si vous ne vous apercevez pas du stratagème, au lieu d'un cheval docile et vigoureux que vous aviez cru acheter, vous aurez un animal rétif et capricieux.

D'autres fois, le cheval aura été promené plusieurs jours de suite sur l'emplacement où on a l'habitude d'essayer les chevaux, il sera familier avec le terrain et n'opposera aucune résistance.

Ce moyen est surtout employé pour les chevaux ombrageux, pour ceux qui ont mauvaise vue. Même les chevaux aveugles, s'habituent au terrain sur lequel ils marchent souvent, et quand on les y promène, soit montés, soit à la longe, mais conduits par une personne qu'ils connaissent, ils vont avec une assurance complète, relèvent à peine les pieds plus qu'à l'ordinaire, et, si on ne porte à leur examen une attention particulière, on est fort exposé à être trompé.

Combien de fois présente-t-on sur les foires des juments suivies de poulains qu'elles n'ont pas faits ! on vend ainsi comme excellentes poulinières, des juments qui n'ont jamais pu élever un poulain.

Une des ruses fréquemment employées, consiste à faire des plaies légères pour masquer des ulcères ou des maladies incurables.

Un cheval est-il affecté d'un écart à l'épaule, d'une distension des ligaments de l'articulation de la cuisse, le marchand fera une écorchure à l'avant-bras, à la jambe, qu'il dira produite par un coup de pied, et à laquelle il attribuera la boiterie dont l'animal est affecté.

Un cheval a-t-il la fluxion périodique, il introduira un brin de foin entre la paupière et le globe de l'œil, et vous soutiendra que le mal n'existe que depuis la veille ; il s'offrira de vous le garantir et vous engagera à faire visiter l'animal. En attendant, le brin de foin sera découvert en votre présence, et le marchand ne manquera pas de se féliciter d'avoir pu, si à propos, vous donner une preuve de sa loyauté.

D'autres fois, il fera des plaies aux tempes, aux paupières, pour simuler une ophthalmie aiguë ; il enlèvera des croûtes à des plaies anciennes, pour pouvoir attribuer à des causes récentes les blessures produites sur les hanches, les côtes, la tête, par un long séjour sur la litière pendant de graves maladies, ou par des chutes, dans les cas de vertige, de coliques, d'épilepsie.

On ne doit jamais se charger d'un cheval malade ou blessé. « Ruiné, fils de ruiné, celui qui achète pour guérir, » disent avec raison les Arabes.

Il ne serait pas possible de prévoir toutes les ruses employées par les marchands ; ils savent toujours trouver de nouveaux moyens et de nouveaux prétextes pour cacher ou expliquer les défauts les plus graves. C'est seulement en examinant les animaux avec méthode, et sans se laisser ni détourner, ni distraire, qu'on peut éviter leurs tromperies.

CHAPITRE XIII

DE LA GARANTIE ; DES PRÉCAUTIONS A PRENDRE A L'OCCASION DES VICES RÉDHIBITOIRES

La garantie est légale ou conventionnelle :

La première a pour objet les vices rédhibitoires ; elle est réglée par la loi.

La seconde est déterminée par des conventions particulières, et peut se rapporter à des objets très-divers.

§ 1. De la garantie légale.

Basée sur la loi du 20 mai 1838, cette garantie détermine le nombre de vices rédhibitoires et le temps pendant lequel l'acheteur peut exercer son recours contre le vendeur. Elle est ainsi conçue :

Article 1er. — Sont réputés vices rédhibitoires, et donneront seuls ouverture à l'action résultant de l'article 1641 du Code Napoléon, dans les ventes ou échanges des animaux domestiques ci-dessous dénommés, sans distinction des localités où les ventes et échanges auront eu lieu, les maladies ou défauts ci-après, savoir :

POUR LE CHEVAL, L'ANE ET LE MULET.

La fluxion périodique des yeux.

L'épilepsie, ou *mal caduc.*

La morve.

Le farcin.

Les maladies anciennes de poitrine, ou *vieilles courbatures.*

L'immobilité.

La pousse.

Le cornage chronique.

Le tic sans usure des dents.

Les hernies inguinales intermittentes.

La boiterie intermittente pour cause de vieux mal.

POUR L'ESPÈCE BOVINE.

La phthisie pulmonaire ou *pommelière.*

L'épilepsie ou *mal caduc.*

Les suites de la non-délivrance. *Le renversement du vagin* ou *de l'utérus.*	Après le part chez le vendeur.

POUR L'ESPÈCE OVINE.

La clavelée : Cette maladie, reconnue chez un seul animal, entraînera la rédhibition de tout le troupeau. La rédhibition n'aura lieu que si le troupeau porte la marque du vendeur.

Le sang de rate : Cette maladie n'entraînera la rédhibition du troupeau qu'autant que, dans le délai de la garantie, la perte constatée s'élèvera au quinzième au moins des animaux achetés.

Dans ce dernier cas, la rédhibition n'aura lieu également, que si le troupeau porte la marque du vendeur.

Art. 2. — L'action en réduction de prix, autorisée par l'article 1644 du Code Napoléon, ne pourra être exercée dans les ventes et échanges d'animaux énoncés dans l'article 1er, ci-dessus.

Art. 3. — Le délai pour intenter l'action rédhibitoire sera, non compris le jour fixé pour la livraison, de trente jours pour le cas de fluxion périodique des yeux et d'épilepsie ou mal caduc ; de neuf jours pour tous les autres cas.

Art. 4. — Si la livraison de l'animal a été effectuée, ou s'il a été conduit, dans les délais ci-dessus, hors du lieu du domicile du vendeur, les délais seront augmentés d'un jour par cinq myriamètres de distance du domicile du vendeur au lieu où l'animal se trouve.

Art. 5. — Dans tous les cas, l'acheteur à peine d'être non-recevable, sera tenu de provoquer, dans les délais de l'art. 3, la nomination d'experts chargés de dresser procès-verbal : la requête sera présentée au juge de paix du lieu où se trouvera l'animal.

Ce juge nommera immédiatement, suivant l'exigence des cas, un ou trois experts, qui devront opérer dans le plus bref délai.

Art. 6. — La demande sera dispensée du préliminaire

de conciliation, et l'affaire instruite et jugée comme matière sommaire.

Art. 7. — Si, pendant la durée des délais fixés par l'art. 3, l'animal vient à périr, le vendeur ne sera pas tenu de la garantie, à moins que l'acheteur ne prouve que la perte provient de l'une des maladies spécifiées dans l'article 1er.

Art. 8. — Le vendeur sera dispensé de la garantie résultant de la morve et du farcin, pour le cheval, l'âne et le mulet, et de la clavelée, pour l'espèce ovine, s'il prouve que l'animal, depuis la livraison, a été mis en contact avec des animaux atteints de ces maladies.

Les maladies désignées dans cette loi constituent seules des vices rédhibitoires, c'est-à-dire peuvent seules entraîner la résiliation d'une vente dans le commerce des chevaux.

§ 2. Marche à suivre pour exercer l'action en garantie.

Quand on a fait l'acquisition d'un animal que l'on croit atteint d'un vice rédhibitoire, on consulte son vétérinaire, et quand on est certain de l'existence du vice, on va trouver le vendeur pour faire un arrangement : il y a toujours avantage à éviter les procès.

Si le vendeur se refuse à tout arrangement, et si l'acheteur croit avoir intérêt à intenter un procès, il présente au juge de paix du canton où se trouve l'animal, une requête conçue à peu près dans les termes suivants :

A Monsieur le Juge de paix du canton de...

Le sieur B..., demeurant à..., a l'honneur de vous exposer qu'il a acheté, le ....., du sieur P..., demeurant à..., pour le prix de....., un cheval qu'il croit être atteint d'un vice rédhibitoire, soit de la pousse. Il vous prie, monsieur le Juge de paix, vouloir bien nommer un expert à l'effet d'examiner ledit cheval, constater son état et dresser procès-verbal. Et vous ferez justice.

Fait à... *Signé :* .....

Presque toujours le juge de paix écrit au bas de la requête une ordonnance par laquelle il nomme un expert. Cette pièce doit être aussitôt remise à ce dernier, qui prête serment et opère à sa convenance.

L'acheteur doit encore faire assigner le vendeur pour qu'il ait à comparaître devant le tribunal compétent. Ces deux démarches, présenter sa requête au juge de paix et faire assigner le vendeur dans le délai de la garantie, sont de rigueur. Il n'a plus ensuite qu'à attendre.

§ 3. De la garantie conventionnelle.

C'est la garantie qui résulte de conventions faites entre le vendeur et l'acheteur. Elle peut avoir pour objets : de garantir que les animaux vendus ne sont pas affectés de certaines maladies qui ne sont pas rédhibitoires ; de garantir qu'ils possèdent certaines qualités ; enfin de modifier la durée de la garantie, de prolonger celle qui est accordée par l'article 3 de la loi ci-dessus rapportée.

Il est quelquefois aussi stipulé des conditions de non-garantie dans l'intérêt du vendeur.

Garantie pour des défauts, des maladies non rédhibitoires. — Pour avoir le droit de faire reprendre des animaux affectés de vices non rédhibitoires, c'est à-dire de vices non énumérés dans la loi du 20 mai 1838, l'acheteur doit, en contractant le marché, stipuler des conventions particulières qui, pour être efficaces, doivent être faites selon des règles que les acheteurs ignorent souvent.

Les marchands sont toujours très-disposés à faire des garanties générales et surtout verbales. Ils ne vendent pas un animal sans déclarer plusieurs fois qu'ils le garantissent sain et exempt de tous défauts ; ils donnent, disent-ils, le droit de le faire visiter et s'engagent à le reprendre s'il est trouvé affecté d'un vice rédhibitoire quelconque ; ils inspirent ainsi une pleine confiance aux acheteurs. Très-volontiers ils rédigent leurs promesses par écrit ; ils les écrivent peu près dans les termes suivants : « Je soussigné déclare garantir le cheval que je vends à M. A... pour la somme de ....., et je m'engage à reprendre l animal s'il est atteint de vices ou de défauts rédhibitoires. »

Cet engagement, qui satisfait beaucoup d'acheteurs, n'a absolument aucune valeur : les vices rédhibitoires sont garantis par la loi.

A l'aide de cette garantie illusoire, le marchand vend quelquefois un cheval ruiné, sans valeur, mais dont les tares, les maladies, quoique graves, ne sont pas rédhibitoires. L'acheteur prend avec toute sécurité l'animal, persuadé qu'il pourra le rendre s'il n'en est pas content ; il le fait ensuite visiter, et il se trouve quelquefois qu'il a acheté un cheval ayant cinq, six ans de plus que l'âge indiqué par le vendeur ; un cheval qui a les membres couverts d'exostoses, qui a les pieds mal conformés, les fourchettes pourries ; qui est rétif, inabordable, qui refuse de travailler; qui est borgne ou aveugle, sans qu'il soit possible de le faire reprendre : ces défauts n'étant pas rédhibitoires, ne sont pas compris dans la garantie consentie par le vendeur.

L'engagement de garantir un animal d'une manière générale, comme exempt de tout défaut, aurait une valeur incontestable si l'animal vendu était atteint d'un vice grave, d'un défaut bien caractérisé qui l'empêcherait de travailler, qui mettrait sa vie en danger; mais il ne répondrait pas au désir de l'acquéreur qui croirait, par exemple, que cette convention doit lui assurer un animal fort, robuste, pouvant lui rendre de bons services. Dans tous les cas, la décision dépendrait de la manière de voir de l'expert, de l'opinion du tribunal ; ce sont des difficultés qu'il est préférable d'éviter.

Lorsque l'acheteur a lieu de soupçonner l'existence d'un défaut sur l'animal qu'il marchande, il doit exiger que le vendeur s'engage à reprendre l'animal si ce défaut existe, et qu'il fixe le temps pendant lequel durera son engagement. S'il veut avoir une garantie générale, s'il n'a pas une pleine confiance en son vendeur et qu'il ait des doutes sur le cheval qu'il achète, il doit ne prendre l'animal qu'à l'essai, pour un temps déterminé. A cet effet, il exigera du vendeur une garantie écrite, conçue à peu près dans les termes suivants :

Je soussigné, B..., marchand de chevaux, déclare vendre à M. P..., pour le prix de ...., un cheval hongre sous poil bai châtain, de la taille de 1 mètre 50, que je lui garantis n'être affecté d'aucun vice ni maladie, et que je m'engage à reprendre après ..... jours, s'il n'en est pas content.

Signé : B....

L'acheteur se réserve ainsi le droit d'essayer l'animal, de le faire visiter et de le rendre s'il ne lui convient pas.

Il est surtout avantageux d'agir ainsi quand on achète des animaux de grande valeur. Si on paye plus cher, on évite d'être trompé et d'avoir des procès à soutenir.

Il arrive quelquefois que l'on expose en vente des chevaux atteints d'affections légères ou que l'on croit légères. Dans ce cas, il peut être utile que les acheteurs exigent du vendeur l'engagement de reprendre l'animal si, dans le délai de ....., l'affection n'a pas complétement disparu et si l'animal n'est pas revenu à un état de parfaite santé.

Les Anglais, qui comptent plus sur leur prévoyance que sur la loi, n'admettent pas de vices rédhibitoires, mais ils font un fréquent usage de la garantie conventionnelle. Ils évitent ainsi les tromperies et préviennent ces procès qui, en France, font souvent perdre à l'acheteur, même quand il gagne, plus qu'il n'aurait perdu en renonçant au droit de garantie que lui accorde la loi, c'est-à-dire plus qu'il n'aurait perdu en gardant l'animal affecté d'un vice rédhibitoire.

Garantie pour l'existence de certaines qualités. — Pour se faire garantir l'existence de certaines qualités, il ne faut pas s'en rapporter aux déclarations verbales des vendeurs. Il faut prendre les précautions que nous venons d'indiquer.

Il arrive souvent que des acheteurs se contentent, pour se faire assurer des qualités, comme pour se faire garantir contre des défauts, d'une garantie générale. Les marchands sont aussi prodigues des unes que des autres, mais elles n'ont aucune valeur. Il faut stipuler positivement, dans une convention écrite, quelles sont les qualités que doit posséder l'animal pour que la vente soit définitive.

Ainsi le vendeur doit déclarer que le cheval n'a que six, ou sept, ou cinq ans ; qu'il est franc de collier, doux ; qu'il se laisse ferrer, harnacher, atteler, sans difficultés ; que lui, vendeur, il s'engage à le reprendre et à en restituer le prix, si ces qualités n'existent pas au gré de l'acheteur.

Convention pour prolonger la durée de la garantie. — La garantie conventionnelle peut aussi s'appliquer à *la durée de la garantie*, soit pour la diminuer, soit pour la prolonger ; mais il est bien rare qu'on cherche à la diminuer; très-souvent, au contraire, des acheteurs peuvent avoir intérêt à faire prolonger ce temps au delà des neuf et des trente jours accordés par les articles 3 et 4 de la loi du 20 mai.

Ces cas se présentent quand on achète des animaux affectés de maladies dont la nature et la gravité ne peuvent pas être appréciées. Ainsi, ce sont des chevaux qui ont les ganglions de l'auge engorgés et qui jettent par les naseaux ; ils ne sont pas morveux, mais on peut craindre que leur maladie se termine par la morve ; des chevaux qui ont les yeux malades, mais dont le mal est attribué à un coup d'air ou à une contusion dont on voit encore les traces sur la tempe ; ce sont des chevaux boiteux et dont la boiterie est due, selon le vendeur, à un clou de r ue, à un coup de pied, etc. On peut craindre, en achetant ces animaux, que les maladies apparentes aient été produites pour cacher la fluxion périodique, une vieille boiterie intermittente.

D'autres fois, quoique les chevaux présentent les symptômes du cornage ou de la pousse, on ne peut pas déclarer l'existence de ces vices rédhibitoires. Cela a lieu quand le bruit respiratoire et l'irrégularité des flancs, existent avec une maladie aiguë de la gorge ou de la poitrine. On peut croire que la guérison de la maladie aiguë fera disparaître les symptômes, dont la persistance constituerait le vice rédhibitoire.

Dans tous ces cas, si on achète les animaux, il faut se faire faire une déclaration par laquelle le vendeur s'engage à prolonger la durée de la garantie de dix, vingt jours, plus ou moins, ou même jusqu'après la guérison du mal apparent. Si après la guérison de la plaie du pied, de l'angine de la contusion à la paupière, l'animal reste boiteux; s'il continue à être affecté du cornage ou de la pousse, si l'œil est toujours malade, on demande l'exécution de la déclaration et on fait reprendre l'animal.

Après la vente, on fait quelquefois un contrat qui ressemble à cette garantie, mais qui constitue un acte distinct.

Un propriétaire achète un cheval avec une toux, un état fébrile auquel il ne fait pas attention, ou qu'on lui dit être le résultat d'un refroidissement. Après avoir gardé l'animal deux ou trois jours, il s'aperçoit que le flanc est altéré, que la respiration est bruyante.

Il peut ne pas être possible de déclarer, dans le moment, s'il existe un vice rédhibitoire. Avant de faire des frais qui pourraient devenir considérables, s'il fallait mettre l'animal en fourrière, l'acheteur propose au vendeur la prolongation de la durée de la garantie. Il est probable que, si le vendeur est sûr du cheval, il acceptera la proposition. Dans le cas contraire, l'acheteur ne pourrait réserver ses droits qu'en se mettant en règle avant l'expiration du délai.

Convention de non-garantie, ses avantages pour les éleveurs. — Les contrats de non-garantie sont assez rares dans le commerce des animaux domestiques. Ils n'ont lieu le plus souvent que lorsque le vendeur, qui les provoque toujours, sait que l'animal qu'il vend est affecté d'une maladie désignée comme rédhibitoire par la loi du 20 mai 1838.

Dans le cas que nous supposons, les deux parties ont une connaissance parfaite de l'étendue des obligations qu'elles contractent : le vendeur connaît l'animal qu'il vend, et l'acheteur ne s'engage que parce qu'il y trouve son avantage, parce qu'on lui livre le cheval à un prix relativement peu élevé.

Le vendeur, dans ce cas, doit exiger que l'acheteur déclare par écrit qu'il renonce à la garantie pour tous les vices rédhibitoires dont l'animal peut être affecté, ou seulement pour un ou plusieurs de ces vices, qui alors doivent être désignés nominativement dans la déclaration.

Cependant la non-garantie peut être provoquée par des vendeurs convaincus que leurs animaux ne sont pas affectés de vices rédhibitoires : c'est alors une mesure de précaution prise contre la mauvaise foi ou l'ignorance de l'acheteur. Car il peut arriver que l'acheteur, voyant que l'animal qu'il a acheté ne lui convient pas, profite de la plus légère indisposition occasionnée par le voyage, pour essayer de le faire reprendre ; il suppose un vice rédhibitoire, se met en mesure, exerce son droit de garantie, fait assigner le vendeur et lui occasionne des frais, des dérangements, etc. L'inconvénient ne serait pas bien grave si les deux parties habitaient le même pays ; le vendeur pourrait, sans faire de voyage, défendre ses intérêts ; mais s'il habite le fond de la Bretagne et que l'acheteur habite le département de la Seine, si cet acheteur a revendu le cheval à un Parisien (ou s'il a fait une vente simulée à un compère) qui le poursuit à Paris, et que lui, acheteur primitif, appelle en garantie le vendeur bas-breton, l'affaire ne sera-t-elle pas effrayante pour ce dernier !

Les circonstances que nous supposons ici se sont rencontrées et très-souvent. Combien de fois des marchands de Paris ont-ils intenté à des éleveurs du Perche, de la Normandie, de la Bretagne, des procès pour des animaux qu'ils savaient ne pas être affectés de vices rédhibitoires, pour des chevaux affectés d'une angine, d'une gourme, contractées pendant le voyage? Combien de fois les éleveurs, pour ne pas se déplacer, pour ne pas confier leurs intérêts à des hommes d'affaires qu'ils ne connaissent pas, ont-ils accepté une transaction et consenti à perdre, en faisant une diminution sur le prix des animaux vendus, alors même qu'ils étaient convaincus d'avoir vendu des chevaux exempts de tout vice rédhibitoire. Et n'est-ce pas même, au point de vue pécuniaire, ce qu'ils ont de mieux à faire; car s'ils soutenaient le procès, qui les indemniserait des frais de voyage, du temps perdu et des déboursés faits pour des consultations?

Pour éviter ces ennuis et prévenir ces pertes, les éleveurs d'une partie de la Bretagne avaient pris la résolution de ne vendre leurs chevaux à des étrangers inconnus, que lorsque ces derniers renonceraient au droit de garantie.

C'est une précaution que nous ne saurions trop recommander, en attendant que la loi du 20 mai 1838 soit modifiée ou abrogée. Si avec cette condition ils vendent leurs chevaux un peu moins cher, ils ont une sécurité qui compense le sacrifice qu'ils font.

FIN.

TABLE DES CHAPITRES

FIN DE LA TABLE.

DICTIONNAIRE USUEL DE TOUS LES VERBES FRANÇAIS

Tant réguliers qu'irréguliers, entièrement conjugués, par Bescherelle frères. 2 vol. in-8 à 2 colonnes. . . . . 12 fr.

Ce livre est indispensable à tous les écrivains et à toutes les personnes qui s'occupent de la langue française, car le verbe est le mot qui, dans le discours, joue le plus grand rôle; il entre dans toutes les propositions, pour être le lien de nos pensées et y répandre la clarté et la vie; aussi les Latins lui avaient donné le nom de *verbum* pour exprimer qu'il est le mot nécessaire, le mot par excellence. La conjugaison des verbes est sans contredit ce qu'il y a de plus difficile dans notre langue, puisqu'on y compte plus de trois cents verbes irréguliers. A l'aide de ce dictionnaire, tous les doutes sont levés, toutes les difficultés vaincues.

LE VÉRITABLE MANUEL DES CONJUGAISONS

Ou Dictionnaire des 8,000 verbes, par Bescherelle frères. Troisième édition. 1 vol. in-18. . . . . 3 fr. 75

GRAND DICTIONNAIRE ESPAGNOL-FRANÇAIS ET FRANÇAIS-ESPAGNOL

Avec la prononciation dans les deux langues, plus exact et plus complet que tous ceux qui ont paru jusqu'à ce jour, rédigé d'après les matériaux réunis par D. Vicente Salva, et les meilleurs dictionnaires anciens et modernes, par F. de P. Noriega et Guim. 1 fort vol. grand in-8 jésus d'environ 1,600 pages à 3 colonnes. . . . . 18 fr.

PETIT DICTIONNAIRE NATIONAL

Contenant la définition très-claire et très-exacte de tous les mots de la langue usuelle; l'explication la plus simple des termes scientifiques et techniques; la prononciation figurée dans tous les cas douteux ou difficiles, etc. à l'usage de la jeunesse, des maisons d'éducation qui ont besoin de renseignements prompts et précis sur la langue française; par Bescherelle aîné auteur du *Grand Dictionnaire national*, etc. 1 fort volume in-32 jésus de plus de 600 pages. . . . . 2 fr. 25

NOUVEAU DICTIONNAIRE ANGLAIS-FRANÇAIS ET FRANÇAIS-ANGLAIS

Contenant tout le vocabulaire de la langue usuelle, et donnant la prononciation figurée de tous les mots anglais et celle des mots français dans les cas douteux ou difficiles, par Clifton. 1 beau volume grand in-32 de 1,000 pages environ.. . . . . 4 fr. 50

NOUVEAU DICTIONNAIRE ALLEMAND-FRANÇAIS ET FRANÇAIS-ALLEMAND

Du langage littéraire, scientifique et usuel; contenant à leur ordre alphabétique tous les mots usités et nouveaux de ces deux idiomes; les noms propres de personnes, de pays, de villes, etc.; la solution des difficultés que présentent la prononciation, la grammaire et les idiotismes; et suivi d'un tableau de verbes irréguliers, par K. Rotteck (de Berlin). 1 fort vol. grand in-32 jésus (édition galvanoplastique). . . . . 4 fr. 50

NOUVEAU DICTIONNAIRE DE POCHE FRANÇAIS-ESPAGNOL ET ESPAGNOL-FRANÇAIS

Avec la prononciation dans les deux langues, rédigé d'après les matériaux réunis, par D. Vicente Salva, et les meilleurs dictionnaires parus jusqu'à ce jour, 1 fort vol. gr. in-32, format dit Cazin d'environ 1,100 pag. 5 fr.

GRAND DICTIONNAIRE ITALIEN-FRANÇAIS ET FRANÇAIS-ITALIEN

Par Barberi, continué et terminé par Basti et Cerati. 2 gros vol. in-4, contenant 2,500 pages, 45 fr.; net. . . . . 25 fr.

LE NOUVEAU MAITRE ITALIEN

Abrégé de la Grammaire des Grammaires italiennes, simplifié et mis à la portée de tous les commençants, divisé par leçons, avec des thèmes gradués pour s'exercer à parler dès les premières leçons et s'habituer aux inversions italiennes, par J. Ph. Barberi, auteur du *Grand Dictionnaire italien-français*. 1 fort vol. in-8, 6 fr.; net. . . . 4 fr.

DICTIONNAIRE USUEL DE GÉOGRAPHIE MODERNE

Contenant : les articles les plus nécessaires de la géographie ancienne, ce qu'il y a de plus important dans la géographie historique du moyen âge, le résumé de la statistique générale des grands États et des villes les plus importantes du globe, par M. D. de Rienzi. Nouvelle édition. 1 fort vol. in-8, à 2 col., orné de 9 cartes col. . . . . . . 8 fr.

DICTIONNAIRE GÉOGRAPHIQUE, STATISTIQUE ET POSTAL DES COMMUNES DE FRANCE

Dédié au commerce, à l'industrie et à toutes les administrations publiques, par M. A. Peigné, auteur du *Dictionnaire portatif de la langue française* et de plusieurs ouvrages d'instruction; avec la carte des postes. Cet ouvrage, par la multiplicité et l'exactitude des renseignements qu'il fournit, est indispensable à tout commerçant, voyageur, industriel et employé d'administration, dont il est le *vade mecum*. . . . . 5 fr.

GUIDES POLYGLOTTES, MANUELS DE LA CONVERSATION ET DU STYLE EPISTOLAIRE

A l'usage des voyageurs et de la jeunesse des écoles, par MM. Clifton, Vitali, Corona, Bustamente, Ebeling, Carolino Duarte. Grand in-32, format dit Cazin, papier satiné, élégamment cartonnés. Le vol. . 2 fr.

Jolie reliure toile. . . . . 50 c. le vol. en plus.

Français-Anglais. 1 vol in-32.
Français-Italien. 1 vol. in-32.
Français-Allemand. 1 vol. in-32.
Français-Espagnol. 1 vol. in-32.
Français-Portugais. 1 vol. in-32.
Español-Francés. 1 vol. in-32.
English-French. 1 vol. in-32
English-Portuguese. 1 vol. in-32
Español-Inglés. 1 vol. in-32.
Anglais-Allemand. 1 vol. in-32.
Español-Italiano. 1 vol. in-32.
Portuguez-Francez. 1 vol. in-32
Portuguez-Inglez. 1 vol. in-32.

GUIDE EN SIX LANGUES. — Français-anglais-allemand-italien-espagnol-portugais. 1 fort vol. in-16 de 550 pages. Prix. . . . . 5 fr.

Nous appelons d'une manière toute spéciale l'attention sur nos *Guides polyglottes*. Le soin intelligent et scrupuleux qui en a dirigé l'exécution leur assurer parmi les livres de ce genre, une incontestable supériorité. Le texte original a été fait et préparé, avec beaucoup d'adresse et d'habileté, par un maître de conférence à l'École normale supérieure. Les besoins de la conversation usuelle y sont très-heureusement prévus. Les dialogues, au lieu de se traîner dans l'ornière des banalités ennuyeuses, ont un à-propos, une vivacité, un sel, qui amusent et réveillent le lecteur. L'auteur a eu l'art de joindre l'*agréable* à l'*utile*.

GÉOGRAPHIE UNIVERSELLE

Par Malte-Brun, description de toutes les parties du monde sur un no veau plan, d'après les grandes divisions du globe; précédée de l'Hi toire de la Géographie chez les peuples anciens et modernes, et d'u Théorie générale de la Géographie mathématique, physique et politiqu Sixième édition, revue, corrigée et augmentée, mise dans un nouv ordre et enrichie le toutes les nouvelles découvertes, par J. J. N. Hu 6 beaux vol. grand in-8, enrichis de 41 gravures sur acier. . . 60 f

Avec un superbe atlas entièrement établi à neuf. 1 vol. in-folio, compo de 72 magnifiques cartes coloriées, dont 14 doubles. . . . . . 80 f

On se plaignait généralement de la sécheresse de la géographie, lorsque, apr quinze années de lectures et d'études, Malte-Brun conçut la pensée de renferm dans une suite de discours historiques l'ensemble de la géographie ancien et moderne, de manière à laisser, dans l'esprit d'un lecteur attentif, l'image vante de la terre entière, avec toutes ses contrées diverses, et avec les lie mémorables qu'elles renferment et les peuples qui les ont habitées ou qui l habitent encore.

Il s'est dit : « La géographie n'est-elle pas la sœur et l'émule de l'histoire? l'une a le pouvoir de ressusciter les générations passées, l'autre ne saurait-e fixer, dans une image mobile, les tableaux vivants de l'histoire en retraçant à pensée cet éternel théâtre de nos courtes misères? cette vaste scène, jonchée d débris de tant d'empires, et cette immuable nature, toujours occupée à répare par ses bienfaits, les ravages de nos discordes? Et cette description du glo n'est-elle pas intimement liée à l'étude de l'homme, à celle des mœurs et des i stitutions? n'offre-t-elle pas à toutes les sciences politiques des renseignemen précieux? aux diverses branches de l'histoire naturelle, un complément néce saire? à la littérature elle-même, un vaste trésor de sentiments et d'images?

DICTIONNAIRE DE LA CONVERSATION ET DE LA LECTUR

52 vol. grand in-8 de 500 pages à 2 col., contenant la matière de pl de 300 vol. . . . . 208 f

Œuvre éminemment littéraire et scientifique, produit de l'association de tou les illustrations de l'époque, sans acception de partis ou d'opinions, le *Dictio naire de la Conversation* a depuis longtemps sa place marquée dans la bibli thèque de tout homme de goût, qui aime à retrouver formulées en précept généraux ses idées déjà arrêtées sur l'histoire, les arts et les sciences.

SUPPLÉMENT AU DICTIONNAIRE DE LA CONVERSATION ET DE LA LECTUR

Rédigé par tous les écrivains dont les noms figurent dans cet ouvrag et publié sous la direction du même rédacteur en chef. 16 vol. gr. in de 500 pages, conformes aux 52 vol. publiés de 1832 à 1839. . 80 f

Le *Supplément*, aujourd'hui terminé, se compose de *seize volumes* formant l tomes LIII à LXVIII de cette Encyclopédie si populaire.

Ce *Supplément* a réparé toutes les erreurs, toutes les omissions qui avaie échappé dans le travail si rapide de la rédaction des 52 premiers volumes. To les *renvois* que le lecteur cherchait vainement dans l'ouvrage principal se tro vent traités dans le *Supplément*, quelques articles jugés insuffisants ont été refai

Qui ne sait l'immense succès du *Dictionnaire de la Conversation?* Plus 19,000 exemplaires des tomes I à LII ont été vendus; mais, aujourd'hui, les seu exemplaires qui conservent toute *leur valeur primitive* sont ceux qui possède le *Supplément*, en d'autres termes, les tomes LIII à LXVIII.

Comme les seize volumes supplémentaires n'ont été tirés qu'à 3,000, ils tarderont pas à être épuisés.

Nous nous bornerons à prévenir les possesseurs des tomes I à LII qu'ava peu de temps il nous sera impossible de compléter leurs exemplaires et de le fournir les tomes LIII à LXVIII; car ils s'épuisent plus rapidement que nous l'avions pensé.

Prix des seize vol. du *Supplément* (tomes LIII à LXVIII), 80 fr.; le v. 5 f

www.ingramcontent.com/pod-product-compliance
Ingram Content Group UK Ltd.
Pitfield, Milton Keynes, MK11 3LW, UK
UKHW022106260726
13993UKWH00001B/336

9 782329 216171